U0925650

正念的力量

——心身合一　改变自我

[美]唐一源　著

王福顺　傅文青　肖　晶　王琳辉　主译

山东大学出版社
SHANDONG UNIVERSITY PRESS
·济南·

图书在版编目(CIP)数据

正念的力量:心身合一　改变自我/(美)唐一源著;王福顺等译.—济南:山东大学出版社,2021.12
(2023.8重印)
ISBN 978-7-5607-7271-4

Ⅰ.①正…　Ⅱ.①唐…②王…　Ⅲ.①心理学—通俗读物②精神疗法—普及读物　Ⅳ.①B84-49
②R749.055-49

中国版本图书馆CIP数据核字(2021)第246284号

First published in English under the title
The Neuroscience of Mindfulness Meditation: How the Body and Mind Work Together to Change Our Behaviour
by Yi-Yuan Tang
Copyright © Yi-Yuan Tang, 2017
This edition has been translated and published under licence from Springer Nature Switzerland AG.

责任编辑　徐　翔
文案编辑　蔡梦阳
封面设计　王秋忆

出版发行　山东大学出版社
社　　址　山东省济南市山大南路20号
邮政编码　250100
发行热线　(0531)88363008
经　　销　新华书店
印　　刷　济南巨丰印刷有限公司
规　　格　880毫米×1230毫米　1/32
　　　　　5.25印张　2插页　130千字
版　　次　2021年12月第1版
印　　次　2023年8月第3次印刷
定　　价　42.00元

版权所有 侵权必究

封面图案来自19世纪印第安棉印织物

一个人的价值不在于他向社会索取了多少，而在于他给社会贡献了多少。

——爱因斯坦

序一

探究正念之心

唐一源作为终身教授及研究所所长，在正念冥想、身心一体科学领域颇有建树。早期在国内时，他已研究了三十余年正念训练对健康以及病患人群的身心调节效果，后来他来到美国俄勒冈大学和得克萨斯理工大学担任讲习教授和脑成像研究院主任，并继续身心科学的基础研究。我从 2006 年起与唐教授合作，将他创立的整体身心调节法（简称“调节法”）用于研究正念训练促进注意和加强自我调控的科学机制。在我们的共同努力下，现已公开发表了三十余篇调节法论文。我们提出，正念训练是一种“状态训练”（state training），旨在改变整体身心状态，与计算机程序化的网络训练（network training）不同，后者集中在特定脑网络（如注意、记忆等）。我们的研究证明，短期正念训练可以提高自我调控能力，这表现在至少三个方面，分别是注意控制、情绪调节以及自我觉知。

本书主要包括两方面内容，指导我们如何获得正念之心以及正念会让我们拥有更加幸福、高效生活的科学证明。唐教授根据中医理论在 20 世纪 90 年代创立了调节法，发现仅仅几个小时的有效状态训练就可以对大脑的功能和结构产生积极的影响。尽管如此，他本人还在一直不断地学习和实践不同传承的正念和身心训练方法。

如果读者特别想知道怎样才能进行正念训练，可以先读第一章和第八章，其他章节更注重于神经科学的研究结果，以及在教育、身心健康上的应用。第八章尝试通过新的视角来启迪读者如何理解和实践正念训练,可能有利于读者读懂其余的章节。

在其余几章中,唐教授简要归纳了正念训练如何提高心理状态、改善生理和大脑功能以及身心的相互作用。他的核心思想是正念训练可以增强意识水平、改善情绪、减轻压力和提高免疫力,并且随着训练次数的增多,效果也会越来越好。我们以随机分组(正念训练实验组和放松训练控制组)进行双盲实验,最后得出科学可信的结论:正念训练可以使身、心、大脑和行为发生很多积极的变化。此外,读者会对通过正念训练提高学生成绩、学习能力以及他们的健康水平感兴趣。

对于那些对大脑机制特别感兴趣的人来说,这种可以提高中枢神经系统和自主神经系统(包括交感和副交感神经)的正念训练无疑是很振奋人心的。我们运用核磁共振成像技术发现,正念训练组成员的大脑内,部分区域比控制组的更加活跃、更有可塑性,而且脑内不同区域的联系也更加密切;心率、呼吸等的监测则是为了证明自主神经系统中的副交感神经是如何参与正念状态的。我们的研究也证明,正念训练对不同个体会产生不同的效果,对于什么样的人最能从训练中获益,我们也提出了自己的观点。

一起工作这么久了,不免让我对这本书偏爱有加。但怀着对科学性正念训练的好奇心,我觉得就正念领域而言,这本书确实是严肃而精准的。也许内容不是很详尽,但是它涵盖了那些最重要、已经公开发表的科研成果,这些成果可以帮助读者从中获益,并受到启发。

迈克尔·I.波斯纳(Michael I. Posner)

博士、教授

美国国家科学院院士

2017 年 6 月 19 日

序二

正念冥想，是古老的心性修行方法和实现入定的途径，现主要作为禅修、瑜伽的一项技法，正逐步风靡于全球。近年来，正念不断进入大众视野，逐渐变成一种时尚。大家常会听到正念饮食、正念睡觉等，还有各种讲座、课程，把正念冥想作为自己放松静心手段的人群激增，正念冥想作为流行的生活和健身方式的时代已然来到。

随着与现代心理学的融合、去宗教化的价值定位，源于东方佛教的正念冥想在心理治疗领域掀起了热潮。由于神经科学等技术的应用，正念冥想的生物学基础逐渐被揭示，显示出其“正能量”的科学基础。目前，以正念冥想为核心的训练和治疗，不仅对众多心理疾病有很好的疗效，而且还对慢性疾病有很大的防治作用，其中应用最为广泛的包括压力管理和情绪调节，已成为现代社会缓解压力的重要方式，可以使内心平静、快乐。除此之外，正念还有缓解疼痛、促进睡眠、提高专注力和洞察力、增强幸福感等作用。正念从医学、心理治疗扩展到教育、运动、养育等领域，正在向包括政府员工、企业员工等人群在内的正常的“健康人”普及。

可是，社会上对正念的解析五花八门，不乏误解，甚至被认作迷信。其原因是多方面的，包括正念的起源和复杂的发展，界定和定义困难，到目前尚无普遍公认的学术定义。正念涵盖了不同文化传统的不同类型的实践，流派众多，训练方法各异，分类和分型多样；与宗教和人文联系紧密，尤其与佛教关系密切。由此，对正念的科学研究，以及揭示其作用的生物学机制显得十分重要。除此之外，加大正念的科普宣传、普及应用也非常迫切。

本人关于正念的心路历程刚好反映了近年来国内正念发展的路径。2012 年开始践行内观冥想，怕被人误解也就没对外宣称，直到 2013 年初调任心理系工作后，了解到正念冥想已被用于心理干预。即使如此，在 2014 年还曾被反映说是“搞迷信”，而撇清谣言的最好办法就是公开的科学讲座，从此我走上了正念冥想的科普宣教道路，并逐渐以学术规范对待正念冥想这一业余爱好。2017 年曾受访于《上海科技报》是一个非常好的写照，《正念冥想：脱去宗教外衣的科学健身良方》发表在此报 2017 年 2 月 10 日的综合新闻版。期间阅读的重要文献包括此译著的原版作者唐一源发表于 *Nature Reviews Neuroscience*、*Proceedings of the National Academy of Sciences*、*Trends in Cognitive Sciences* 上的系列论文，其内容包括介绍正念冥想的身心机制及应用研究，特别是神经生物学基础部分。近期完稿付印的《冥想的科学基础与应用》，是由上海精神卫生中心的崔东红和我联合国内外正念冥想领域的部分人员编著。

王福顺、傅文青、肖晶和王琳辉翻译出版的 2017 年由帕尔格雷夫·麦克米兰出版社出版的《正念冥想的脑科学基础》(*The Neuroscience of Mindfulness Meditation*)非常应景。作者是美国斯坦福大学行为科学高等研究中心研究员，也是美国得克萨斯理工大学心理科学系终身教授、神经科学讲座教授，不仅长期从事经验如何影响和调节大脑加工、生理反应及行为表现，而且一直在践行不同传承的正念和身心训练方法。王福顺、傅文青、肖晶和王琳辉四位教授，长期从事心理学与脑科学研究，包括情感疾病的心理生理学机制、心身疾病防治、心理应激与神经退行性疾病等，由他们主译，我相信对原文的消化、理解、诠释更为精当。

有意思的是，书名从原著的《正念冥想的脑科学基础》到译著的《正念的力量——心身合一 改变自我》，此转变合情合理，这也是科学普及的“接地气”。该书（译著）介绍了众多公开发表的科研成果，除了科学阐述正念训练如何改变生理心理功能和行为、提高学习能力和健康水平外，还深入浅出地介绍正念冥想、解析困惑、思考未来。我相信此书的出版，一定会增加学界和爱好者对冥想问题的关注，利于推动我国冥想的科学研究和普及推广。

蒋春雷（中国人民解放军海军军医大学心理系教授）

2020 年 9 月 22 日于南沙某岛礁

作者自序

在我发表了整体身心调节的科学研究之后，很多人联系我，希望学习整体身心调节法（以下称“调节法”），也非常感兴趣我的经历以及调节法的传承，在此简述如下。在我六岁时出了一次严重的事故，我与小伙伴们打赌，计划从 3～4 层高的建筑顶层跳到沙堆上，结果却落在坚硬的地上，导致脚和腿部粉碎性骨折并昏迷。医生一致认为，即使我能脱离败血症等严重感染，大范围的粉碎性骨折也根本无法修复，结果也是落得终身残疾。在医院放弃治疗后，我的家人抱着“死马当作活马医”的心态，辗转找到了民间的一名中医，经过他的治疗，我的腿痊愈了。在此之后，我开始了中国传统文化的探索之路……

我很幸运，由于老师们之间的推荐，我陆续接受了多位老师不同的教授和传承，包含中医、易经、武术、佛、道、儒等方法，加上自己的亲身实践，获益匪浅。越学习越知道中国文化的博大精深，是以“心”为核心的文化，自己所了解的只是其中的沧海一粟，更明白实证文化的精髓才是关键，而不是为了学富五车、辩才无碍。这些经历对我的职业生涯和科学研究工作起到了极大的推动作用，我明白最科学的是求实。但也要承认目前科学研究手段的有限，只能揭示相对的真实，有时也可能无法触及实相，所以不能把科研成果绝对化、教条化。

最伟大的是无我，因为人类眼界的狭窄，所以要时刻保持敞开的心态，不被小我偏知所束缚。实践中国传统文化和修炼方法，极大优化了我的大脑和身心，开阔了眼界和思维，可以更加平和地看待工作和人生中的起起伏伏、变化无常。

到底用什么名字来概括中国的传统文化和修炼方法？其实这并不重要，比如我们称作“玫瑰”的花，即使叫其他别的名字，仍然一样芬芳，所以关键是内涵。如果目前大家常用的“正念冥想”这个名字可以代表这样的内涵，那么本书就可以暂时借用这个名字。中国传统文化和修炼方法的关键是身心调节和身心一体，身心就像太极图里的阴阳一样不可分割。西方的正念冥想太专注在“心”或“念”上，更加集中在头脑和思维层面的操作上，就像西方心理学的思维心理活动，与东方文化核心的“心”有明显不同。傅文青教授在明心治疗里提到，“心”可表达多重心理活动，“心”既是体验的感受者，也是体验本身和体验描述者、观察者，一切都是自己的“心”。另外，东方传统的修炼强调身心一体、性命双修、整体调节，如同房子(身)与主人(心)的关系一样，缺一不可。近年来，西方有些学者也提出部分类似的观点和依据，比如具身认知、生理对情绪等功能的影响和作用。依据身心一体、性命双修、整体调节这个大原则，调节法设立了身心乐静(健康)法、身心平衡法和身心净化法三个层次，对身心、行为和环境开展系统的调节和优化。除了我们之前研究发现的短期身心调节能改善情绪、降低压力，提高注意、记忆和创造力等认知表现、提高免疫力和大脑可塑性之外，我们还正在研究智慧、慈悲、无为和“心”的本质等高级心理和意识活动。我们正在探索在信息过载的数字时代，人类的大脑和身心发生了怎样的改变，以及如何解决当下的各种问题，如网络成瘾、物质依赖、老年痴呆、心理问题和精神疾病高发等。我相信，中国文化中的中道、平衡、共生等智慧对人类价值观和理念的提升，以及人类的心智文明和进化发展必将会起到重要的作用。

译者前言

“正念”一词，最早的文献出处是来自佛教《四念处经》，在 2 600 年前被佛陀第一次正式介绍，是原始佛教中最核心的禅法之一。“正念”(mindfulness)在 20 世纪七八十年代被介绍到西方，为心理学界所注意，由乔·卡巴金等学者进行研究，渐渐改良和整合为当代心理治疗中最重要的概念和技术。正念冥想在过去 20 年已经在心理学和神经科学上获得了极大的关注，很多人使用“正念”进行自我调节。目前正念以一种去宗教化的方式，悄然进入到大众视野中，慢慢开始运用到主流医学和心理学领域。近 20 年来，正念在逐渐成为一种广受欢迎的健康生活方式。为此，我们非常及时地翻译了该畅销书。通过翻译此书，我们对正念也有了深入的了解。

一、正念的特点

正念是从佛教的坐禅、冥想、参悟等发展而来，是有目的、有意识地感受当下的一切，但不做任何判断。正念有两个主要特点：一是要注意力集中，使认知活动增强；二是不做任何评判，也就是取消情绪的参与。正念本身的意义是一种直接的觉知，感受当下，对当下的一切不做任何判断与分析。其认为存在就是合理的，不要分析其对错，只是觉察它，注意它。

如果允许一点点情绪参与正念的话，那也只能是“欣赏”这种情绪，欣赏当下的美感。如果使用我们的“情绪三元色”理论来说，人有奖励（喜悦）、惩罚（厌恶）和应激（恐惧和愤怒）三种互相排斥的情绪。正念只允许喜悦情绪参与进来，学会从当下生活中发现真善美的东西，而不是充当“世界警察”，到处吹毛求疵地寻找不美的东西（如有洁癖的人会过多关注脏乱差的东西）。正念是强调注意当前的身体、当前的事物，这样做的好处还在于能够忘记（或至少暂时忘记）不好的情绪。因为情绪都是“一过性”的，所有不良情绪（如愤恨）都是大脑一遍遍地重演而导致的。发生的情绪本来已经过去，而一遍遍地重演让人的坏情绪愈演愈烈，从而产生问题。大部分心理问题都是由于对这些问题的强迫性演练所引起。而正念可以让人转移注意力，从而看到眼前的美。

从神经结构上，正念可以安抚大脑中重要的情绪中枢，如杏仁核。杏仁核负责侦察生活中所有危险的事物，从而产生恐惧情绪。杏仁核又可以把这些危险信息通过扣带回传入大脑的前额叶，从而引起行为反应。按照詹姆斯·朗(James Lange)的理论，人的生理和行为反应又会增强情绪反应。因此，正念训练先要放松身体，不要产生情绪，更不要产生任何行为反应。为此，需要个体注意当下，不要产生不好的念头（念头经常是对过去事物的回忆，而不是当下的事情）。即使有不好的念头升起，也不要去分析它从哪儿来，不要管它，它自然就会消失了。通过长期的正念练习，可以学会与情绪和谐相处，走出负面情绪的恶性循环。

正念引申到生活中就是活在当下，生命是一个过程，不要过于强调生命的终极目标，而应该重视生活的每时每刻。当前的正念已经延伸为一种生活方式：关注当下，关注当下自己身体正在进行的事情，如正念吃饭，正念走路。大珠慧海禅师曾经有这么一段故事：

有人问禅师："和尚修道，很用功吗？"禅师回答说："用功。"那人问："如何用功？"禅师说："饿了吃饭，困了睡觉。"那人又问："所有人都是这样，跟大师您用功一样吗？"禅师回答："不同。"那人继续问："怎么不同？"禅师答道："他吃饭时不肯吃饭，百种需索；睡觉时不肯睡觉，千般计较。所以不同。"那人至此无话可说。

所以正念的目的就在于吃饭时好好吃饭，睡觉时好好睡觉。

二、正念的练习

正念的方式有很多种，如冥想练习、正念呼吸、身体扫描、正念散步、正念瑜伽等。目前较成熟的正念疗法包括正念减压疗法和正念认知疗法。正念减压疗法是乔·卡巴金在1979年创立，目的在于使用正念禅修协助患者处理压力和痛苦的一种团体训练课程，对每个患者进行为期八周的团体训练，每周一次，每次两个小时。其具体方法为让患者首先注意呼吸，调整为深而长的呼吸；为了保持注意力，可以让患者注意某一种感觉，如呼吸的感觉、身体的感觉等，对于发生的事情或者大脑中的念头不要做评判。

正念认知疗法，是泰斯德等人融合了认知疗法与正念减压疗法而用于抑郁症患者的一种心理疗法。通过对患者进行正念放松的同时，让他们接受现状，不要对生活中的事情进行评价，不要对自己进行评价,通过培养一种开放、接受的态度来接受自己的情绪。

本书作者唐一源教授,在20世纪90年代基于中国传统医学和修炼文化创立了整体身心调节法(简称"调节法")。整体身心调节法包括青少年健康开智法和成人修法(包括身心健康法、身心平衡法和身心净化法)。根据中国和美国不同年龄段人群的系列研究发现,短期的调节法训练,可以改变注意力、认知能力和情绪调节能力,以及改变免疫内分泌等生理活动和大脑功能。通过脑成像技术发现,调节法可以增强中枢神经系统自我调节和奖赏机制的活动,改变脑化学物质和结构(如前扣带回、内侧前额叶、纹状体、后扣带回等),以及调节自主神经系统副交感活动。同时,调节法也已经应用于治疗减压、防治成瘾、焦虑、抑郁和行为改变等病症。

目前的正念训练已经延伸为一种生活方式,因此正念方法也就有很多了。最基本的就是正念吃饭、正念睡觉。目前许多人的睡眠是一个问题,而正念却可以很好地解决这个问题,通过一些训练可以让人在几分钟之内入睡。

三、正念呼吸

许多正念的练习都是从注意呼吸开始,注意呼吸在中国的禅修和道修中都非常重要。呼吸对生命来说是最为重要的,我们可以一周不吃饭,可以一天不喝水,但是不能一分钟不喘气。然而,许多人却反其道而行之,经常吃得太多、喝水较少,呼吸更是粗浅。实际上,饭可以少吃,过中(午)不食,吃半饱就好。许多修佛的人一天只吃一餐,许多原始生态的动物也是几天吃一餐。我们还需要重视"喘气",要经常正念性地体会一下"气"的吸入与"气"的呼出。尽量深而长地吸气到体内(腹式呼吸),并且让气在体内停留的时间久一点(屏息,或者胎息),保持体内正压。在吸气的时候,需要做到"呼吸到踵"。《庄子·大宗师》记载:"古之真人,其寝不梦,其觉无忧,其食不甘,其息深深,圣人之息以踵,众人之息以喉。"这句话的意思为:常人呼吸到胸,圣人呼吸到脚后跟。呼吸虽然简单,但是也有胸式呼吸和腹式呼吸的区别。古人还提出了"胎息",也就是胸部和腹部都看不到呼吸的起伏。我们提出了背式呼吸,这种呼吸方法使气通过鼻腔上行,脑洞大开,继而下行。因此,一个呼吸可以分为胸式呼吸、腹式呼吸和背式呼吸,分别对应常人呼吸到喉(胸式呼吸)、真人呼吸到腹(腹式呼吸)、圣人呼吸到踵(背式呼吸)。

"气"对我们最为重要,我们人类生存最为主要的需要就是氧气。"气"的概念在中国有几千年的历史,被赋予许多神奇的内涵。实际上,"气"也不复杂,我们每一个人分分秒秒都需要氧气。氧气是身体的能量来源,没有人会忘记呼吸,但的确有许多人长时间屏息工作(中医认为思则气结),肺只有一半开张,导致身体长时间处于缺氧的状态,因而处于容易疲劳的状态。实际上,只要经常深呼吸就可以使体力恢复:深吸气,屏息十秒钟以上,再慢慢呼出。人就像一个轮胎,千万不要忘记了充气。"气"是人的根本,整部《黄帝内经》就是一部讲"气"的著作,这也说明先人们已经感知到"气"是由血液来携带的,因此气和血是不可分的。

不过,过度神化"气"是错误的,"气"简单来说就是呼吸之气。我们的每一个动作都需要"气"来帮忙,抬起一个重物,需要先吸一口气,屏住呼吸;挥一下球拍,也要先吸气,屏住呼吸,用力打击;准备跑步,吸一口气,屏住呼吸,迈开脚步;准备打仗,吸一口气,屏住呼吸,用力挥拳……这个屏息的过程就像轮胎内部充气,内压是非常重要的，因此提出了“体内正压”的概念。呼吸的练习就是“气功”，千万不要神化气功，每天练习呼吸之气就是气功，也是在锻炼身体。每一次运动过程中的“运”，都是气功的练习，都是一种太极。运动包括“运”和“动”。“运”是有意识地动员能量：用力吸气、屏住呼吸、全身绷紧，就如同用力挥拍前的准备；“动”只是动员能量以后的一瞬而已。平时我们的“运”是下意识的，只有太极和气功训练把它意识化、正念化。只有通过有意识的活动，也就是通过正念的运动，才能真正达到锻炼的目的。

四、正念生活

自从有了电视、电脑、手机之后，人们就习惯于生活在虚幻的世界里面。对于许多人来说生活中几乎没有正念时间，思想就像飞驰的骏马，永不停息，没有外界的事物牵引就无所适从。从来就没有想想“我现在怎么样，我的呼吸怎么样，我的背部累不累”。即使是吃饭也要边吃饭边看手机，永远不知道静下心来，细品菜的滋味。许多人还边走路边看手机，实际上正念走路和看手机走路效果是有天壤之别的。正念走路应该尽力去体会每一次抬起腿的力度、脚贴近地面的压力，甚至可以想象脚踩在雪地上留下的脚印。

“运”可以促进血液的流动，气血畅通，是一个强身健体的过程；“动”则只是促进机体的位移而已。只“运”不“动”的是健身，只“动”不“运”的是自残，而“运”和“动”的区别就是一个正念而已。

现代人留给自己的时间太少了，大部分时间都在追求名利。“天下熙熙，皆为利来；天下攘攘，皆为利往。”每天能空余一些时间来和自己的身体对话，这是对大部分人来说是奢侈行为。老子说：“三十辐共一毂，当其无，有车之用。埏埴以为器，当其无，有器之用。凿户牖以为室，当其无，有室之用。故有之以为利，无之以为用。”庄子说：“虚室生白，吉祥止止。”这句话的意思是说：只有空的房子才会显得敞亮，如果房间堆满了东西，光线就进不来，吉祥福祉也不能降临。所以说，如果人的时间全部被工作填满，没有空余时间留给自己，那人的生活也不称其为“生活”。

人应该每天都要和自己的身体进行对话，感受一下身体的感觉，也就是正念。进行正念活动不需要专门挤出太多的时间，只是一个习惯而已，它随时随地都可以进行。开车遇到堵车时，为何不深吸一口气，看看路边的风景，看看天上的白云？“宠辱不惊，看庭前花开花落；去留无意，望天上云卷云舒。”生活是美好的，不要太匆匆，要忙里偷闲享受生活：云淡风轻近午天，傍花随柳过前川；时人不识余心乐，将谓偷闲学少年。

五、寻找迷失的自我——从正念开始

自我迷失是产生心理疾病的重要原因。“自我”这个名词从弗洛伊德引入心理学以后，目前已经成了家喻户晓的名称。人本主义又认为人应该自我实现，可是并不是所有人都清楚“自我”是什么。弗洛伊德的人格结构认为人有原我、自我和超我。原我是本能的我，寻求个人的需要；超我是社会的我，满足社会要求；自我是现实的我，折中原我和超我。弗洛伊德认为患有心理疾病的患者太过于压抑原我的力比多。目前力比多已经被大家否决，因此，我们这里只是把自我和原我统一起来，自我就是关心自己的我，超我就是社会的我。

心理疾病的患者的确达到了“超我”的最高境界，他们许多都是家长的乖宝宝、老师的乖学生，因为他们听话，完全忘记“自我”的需要。他们忘我之后，无所适从，忘记了人生的真谛，不知道该追求什么，因而东施效颦，看到别人追求什么就追求什么。为了某些“虚名”，他们可以“忘我”地忙碌。他们甚至忘记了自己是谁，对自己的评价完全依赖于外界，成功时自我非常膨胀，把自己英雄化，夸大自己的能力；遇到挫折又把自己缩小，把自己尘埃化，进入抑郁状态。心理疾病患者的最大特点就是忘记了自我，甚至忘记自己身心的需要。这一点又和弗洛伊德的原我有所联系，但是弗洛伊德只是看到了原我的性的要求，而没有看到其他。人作为一个完整机体，性只是其传宗接代的一部分。离开性，生物的人可以生存，但是离开食物、水和空气，人就不能生存。所以，身体健康的生理需要和安全需要才是人的第一需要。

现代人工作学习的时候，注意力完全集中于身体之外的事，最糟糕的就是沉溺于人际关系的是是非非。当人操心于这些事情的时候，身体的其他部位就如同待命的臣子一般，一动不动。长此以往，其功能越来越弱，身体自然也越来越弱。而这些人却善于拼命，肾上腺素分泌极多，性情上来，有拼命三郎的脾气，因此对躯体功能的要求就更高。实际上，我们发现许多心理疾病的患者的确具有躯体衰弱的表现。他们常常身体虚弱，许多社交场合体力不支，却又硬撑着身体表现完美的自己，做出身体不能承受的要求，最后出现身心疾病。所以，心理疾病的患者常出现一种状态，那就是忽视身体，给身体以超负荷的工作。

当人迷失自我的时候，不仅是不注意自己的身体需要；相反，当这些心理疾病的患者发现自己身体出了问题的时候，他们还会表现出“矫枉过正”的态度，过分关心自己的身体。大部分心理疾病的患者都是在发现身体问题的时候，表现出过于担心自己身体健康的情况，过于关注、忧虑自己的身体，对自己的身体过于敏感，害怕某些事情会损害自己的身体，从而出现疑病症、赤面恐惧症和洁癖等病症。佛教的白骨观和《四念处经》等试图让人把自己的身体想象成一堆白骨，让人不要过于关注、担心自己的身体。其实不论是不关注还是过于关注自我，都是迷失自我的表现。只有正念才能真正感受现在在经历什么事情，在做什么事情，真正适当关心自己的身体。每天至少给自己留一个小时的时间进行正念，关注自己的身体，忽略所有的是是非非，只有自己的身体健康才是应该注意的。

自我的成长来自依恋。人的自我形成源于婴幼儿时期和抚养者之间的互动。开始婴儿不知道自己是谁，他需要依赖于抚养者，他和抚养者形成了一个非常亲密的关系，也就是依恋(attachment)。这种依恋关系就像小树苗和土壤的关系，不是随便就可以扯断的。许多家长没有注意到这一点，随心所欲地给孩子转换抚养人。每一次的转换对于孩子都是一次损伤。依恋一旦形成，孩子和抚养人的关系就非同寻常，孩子一生都会对这个抚养人有依赖之情。李玫瑾老师曾经说过一个例子：一个穷凶极恶的杀人犯，宁肯被捉拿归案，也不肯在母亲面前杀人。李老师认为所有伤害父母的孩子都是因为没有和父母形成这种依恋关系，孩子肯定不是父母抚养大的；父母认为孩子是自己的孩子，而孩子却无法从感情上把生身父母当作“父母”。这种依恋关系在动物身上也存在，国外一对夫妻抚养了一个小狮子，后来狮子长大了，这对夫妻不得不把它送到了非洲大草原上，过了几年这头狮子成了狮子王。他们非常想念这个狮子，就来到非洲大草原上，其他人都担心他们会不会被狮子伤害。可是当那个狮子看到他们的时候，就如同孩子见到了父母，对他们无比亲热。这也说明依恋是相互的，家长对孩子的感情有多少，孩子对家长的感情就有多少。

有依恋关系的抚养人对孩子的影响也就非同寻常，抚养人的一个脸色足以损害孩子的自尊，抚养人的素质也决定了孩子的自我。如果他能够给予孩子一种安全的依恋，充满爱的依恋，那么孩子的自我就可以愉悦地茁壮成长。相反，如果抚养人不能给孩子足够的爱，孩子的自我就如同营养不良的小树苗，容易枯萎，甚至死亡。这样的孩子心理上非常自卑，很容易进入一种自我否定的状态，无论外在上多么强壮、多么成功、多么光鲜亮丽，心理上却非常藐小。他们就如同安徒生童话中的老鼠，即使是外形变成了狮子，心理上仍然是老鼠。

孩子就如小树苗一样，抚养人有时也不需要干涉太多，不要每天拔苗助长，也不要过于担心，把树根扒出来看看长得怎么样。抚养人要相信孩子有自我生长的能力，不要过度约束孩子让其丧失了独立性、创造性。有些父母明明亲手折断了孩子的翅膀，却怪孩子不会飞翔。甚至有的父母会对孩子进行人格上的侮辱，如“你怎么这么笨”，时间久了，孩子也就认为“我就是这么笨”。还有的抚养者有情绪问题，有时会变得歇斯底里，孩子无所适从，心理必然就会有问题。抚养者的态度就像镜子一样，会反射出孩子的“自我形象”。最开始，孩子不知道自己是谁，开始跟着家长学会了说“我饿了”，再后来学会了“我很乖，我听话”……就在 0～3 岁的这个懵懂的年龄段，孩子的自我就形成了。以后孩子的自我就像小树一样会逐渐成长，在 3～12 岁时，通过和同学朋友的互动中成熟。这个时期，学校和家庭对自我的成就都起到重要的作用，许多选择自杀的青少年，往往是因为在学校和家庭中受到了双重打击。

关注自我，从正念开始。弗洛伊德认为早年的创伤是孩子心理问题的渊源，尤其是来自原生家庭的问题。孩子一旦迷失了自我，一生就无所适从，而正念可以帮助这些人寻找迷失的自我。为了寻回迷失的自我，首先就是要做到关注自我。关注自我要从关心自己的身体开始，关注身体的一举一动、一呼一吸。

道教强调"守静笃，致虚极"，也就是我们需要经常静下来，关心一下自己的身体。我们每天"日理万机"，无暇顾及自己的身体，正念就是要求我们暂时忘掉所有的事务，来和自己的身体进行一个对话。就如同对汽车进行保养一样，定期使用自己的意念来检查自己的身体，通过"内视"观察身体，通过"内听"来倾听一下内心的声音。这实际上就是聆听一下"自我"，和"自我"进行对话。然而，我们绝大多数人从来不知道倾听自己的声音，外界的各种声音已经充斥着整个大脑。这就需要我们闭一下眼睛，默不作声，努力挡住外界的声音，用"内视、内听"来倾听自己身体的声音，如同佛教所说的"六根清净"。

正念可以引导自我实现。只有达到真正自我的时候，才会有真正的超我。正如马斯洛认为，一个人能够成为什么，他就必须成为什么，他必须忠于自己的本性。放飞的自我并非一无是处，自我这颗茁壮成长的小树苗，没有人为的修饰，反而更容易成才。比尔·盖茨没有被哈佛的学历所束缚，大一退学开创微软；乔布斯凭借自我的爱好，高中就每天在地下室自己组装电脑。这种健康的自我能够真正融自我和社会为一体，最后达到自我实现。自我实现的高峰体验就意味着自我的充分成长，这种高峰体验是进入自我实现和超越自我状态时感受到的一种非常豁达与极乐体验。我们可以看到，当他们一心一意地投入某一时刻，全神贯注地体验它时，脸上又会现出了一些单纯、可爱的表情。

六、正念训练，调节情绪

几乎所有的心理疾病都是情绪疾病，大部分的心身疾病都起因于情绪。罗素(Russell)认为几乎所有的心理学问题以及人类所遇到的主要问题都和人的情绪有关。例如抑郁症就与患者的情绪有关，因此寻求有效的情绪治疗方法是治疗抑郁症的关键。冯特说过，人从来就不会处于一种没有情绪的状态。然而正念强调专注于对当下的认知，不给予任何的评价，不让情绪参与，实际上正念真正的目的是对人的情绪进行"归零"，进而重新调整人的情绪。

情绪心理是心理学研究的主题，可是最近将近一个世纪的时间里，我们一直忽略对情绪的研究。这是由于行为主义认为情绪的主观性太强，造成研究结果科学性不足。实际上，从 19 世纪中期，达尔文发表了《物种起源》之后，他就着手研究人的情绪进化，并撰写了《人类和动物的表情》一书。达尔文认为人的许多行为和姿势，包括许多面部表情和身体的运动，都是人的内部情绪状态的表现。因此，这些行为可以被称为是"情绪表现"(emotion expression)。他认为人的行为表现和其他动物应该有种族的类似性，人的某些行为如果被认为是低级动物行为在人身上的遗留反而更好理解。例如，当人们特别愤怒时会暴露牙齿，这类似于犬类愤怒时的表现(暴露牙齿准备攻击)。行为主义的条件反射研究中，情绪也是无处不在的，如条件反射中的非条件刺激要么是奖励，要么是惩罚。十分遗憾的是，行为主义学派却一直把情绪列为意识状态。直到 20 世纪 80 年代，由于认知学派的发展，人们才重新对情绪产生了新的认识。

如果把人比作一个轮胎，情绪就是影响气压的重要因素。最近西方心理学和神经生物学对于人的基本情绪的种类无法达成统一，从四种到八种都有争议。实际上，我们祖先在《黄帝内经》中早就有过透彻的分析：喜、怒、哀、思、恐。这五种基本情绪都会影响人的气机。《素问·举痛论》有云："百病生于气也。怒则气上，喜则气缓，悲则气消，恐则气下，思则气结，惊则气乱。"说明不同情志变化，对人体气机活动的影响是不相同的，导致的症状亦各异。以"悲则气消"为例，许多音乐都是悲伤的，因此，人一听到这些音乐，马上怒气就没有了。有一首曲子，堪称哀伤音乐的经典，那就是《神秘园》(Songs from Secret Garden)，它是由一对非常有音乐天赋的恋人在 1994 年创作的。他们认为每个人的心中都有一块属于自己的领地，每当失望痛苦的时候，都要来此寻找内心的平静和安慰，这块藏在内心的圣地就是神秘园。

我们现在正在开展有关肾上腺素的许多实验。肾上腺素可以扩张血管，每当用意念于某一部位的时候，这个部位的肾上腺素释放，会使血管扩张，血流加快。肾上腺素可以增加神经肌肉的紧张度，当用意念于某一部位的时候，其使该部位肌肉紧张。此外，肾上腺素可以增加心血管和呼吸的活动，使人调整呼吸。从发现肾上腺素的功能到现在已有近一个世纪的时间，它的主要功能就是"fight or flight"，实际上就是"恐惧和愤怒"。著名哈佛大学心理学教授、《分心不是我的错》的作者爱德华·哈洛韦尔认为，恐惧是人最大的精神残疾，几乎所有的心理疾病都起因于恐惧。我们认为恐惧和愤怒是一对孪生姐妹，两者相生相克，恐惧诱导愤怒，愤怒释放恐惧。

愤怒和恐惧的关系还在于二者可以互相转换。恐惧是由于对事物的不确定性引起的，而愤怒是当事物的结果确定之后对不确定性的原因责备引起的。因此，恐惧总是在愤怒之前。有人认为恐惧引起愤怒,也有人提出愤怒是第二位的情绪,它来自恐惧。如果细细想来,我们生活中所有的愤怒都可以找到之前的恐惧成分。愤怒引起恐惧虽然没有人报道过,但也是可能的。例如,当几只狼围攻一头野牛,野牛开始逃跑(恐惧);当野牛没有地方跑时,就会掉头自卫变为攻击(愤怒);或者当野牛遇到更多的伙伴,几头野牛就会掉头与狼对峙。由于愤怒和恐惧的生理和行为反应类似,所以愤怒和恐惧是很容易转换的。正因如此,愤怒和恐惧是一把"双刃剑"(double edges of the same sword),目的就是把自己和危险的不喜欢的事物分开。

愤怒情绪一直被认为是一种负性情绪,但我们在此要给愤怒情绪"平反"。愤怒也就是生气,在中国传统文化中"气"是非常重要的,能够生"气"当然是好事,容易生"气"的人我们称之为有"气"质。在此我们介绍一下抑郁型老鼠的培养,本来非常正常的小老鼠,每天给予不同的应激刺激,开始小老鼠非常害怕和不乐意,表示愤怒和反抗。时间久了,它也就不反抗了,听之任之了,我们称之为"抑郁"了。因此,抑郁的重要行为表现就是"不愤怒",这一点和中医的"肝郁"不谋而合。因此,中医治疗抑郁的药物也就是"柴胡疏肝散"之类的药物。现在人们发现,这些药物可以改善胃肠道菌群,从而改变神经的兴奋性。总之,对于心理患者来说,"不愤怒"经常是他们的情绪特点。人就像一个轮胎,没有"气"的轮胎是没有用的,当然,经常爆胎的轮胎更是一无是处。

愤怒不仅释放恐惧,而且可以对抗抑郁情绪。弄清楚了恐惧和愤怒的关系之后,我们就能比较容易地控制我们的情绪。现实生活中的恐惧和愤怒都是由于对事物的不确定性认识所引起的,因此只要改变我们的认知就好了。目前常用的认知重评就是一种情绪调节疗法,这种疗法既经济又实用。如果联合正念,在患者进行正念放松的同时，让他们接受现状，不要对生活中的事情评价，不要对自己进行评价等认知疗法会产生更好的情绪调节效果。

七、正念心理学

正念是西方心理学界从东方众多修行的大海边捡到的一块贝壳，与瑜伽、太极、气功一样，正念心理只是本土心理学的一个代表。正念目前已经成为脱离宗教的一种心理方法，也可以是一种生活方式。实际上我们有许多类似的生活方式，已经习以为常，如太极、气功和瑜伽。中医几乎包罗万象，把这些疗法都囊括在内，如针灸、推拿。我们的祖先从日常生活中获得的这些疗法，经过几千年的验证，其功效远远胜过西医的某些药物的作用。西医的药物经常是头疼医头、脚疼医脚，而且经常把头疼治好了却引发脚病。中医讲究整体治疗，重视心理的作用，强调气血的流畅。

正念是最结构化、最大程度得到了神经科学等实证研究支持的技术，也是得到了科学检验的一种冥想技术。正念心理学目前可以引领世界心理学的发展，这给我们一些启发，使我们认识到中国传统文化的博大精深，使我们有信心挖掘中国古代心理学思想，更好地发扬光大传统心理学的理论。

正念作为一种受到各界人士推崇的生活方式，正在这个世界上大流行。因此我们翻译了该正念畅销书，该书不仅从练习方法上而且从神经结构方面对正念进行了探讨。原书的名称为《正念冥想的脑科学基础》，为了使读者更加全面地了解正念心理，该书增加了一些正念心理的相关内容。目的在于真正让读者受益，不仅了解正念，而且能够把这种训练方法投入使用。因此，我们把书的名字更改为

《正念的力量——心身合一 改变自我》，希望读者通过阅读本书，真正地获取生命的力量。

正念强调我们观察此时此地的我。生命没有什么终极目标，而是一个过程；生命是一个过程，而不是终极。

八、致谢

最后，参与编写本书前言和附录的人员还有顾梦思、李莉、赵幸福、宋东峰、阙墨春、王晓娟，还要感谢教育部人文社会科学课题（项目编号 19YJAZH083）对本书的资助，以及感谢苏州大学医学院高雅萱、钱心远、相柏杨同学在本书翻译过程中提供的帮助。

王福顺　傅文青

2020 年 10 月 1 日

目　录

第一章　正念概述
——从心满杂念到正念

摘要：本章解释了什么是正念冥想，以及正念状态和其他的心理状态的工作机制，旨在帮助我们更好地理解自己的大脑。本章也会指出在探究正念领域时遇到的困难，以及解决这些困难的办法。

关键词：正念冥想　正念神经科学　整体身心调节法　心满杂念　无意识　纵向研究　横向研究　方法论难点

正念冥想是一种身心训练，包含了多种类别的冥想训练法，如瑜伽、太极和气功等。截至2015年，正念冥想在过去20年已经在心理学和神经科学上获得了极大的关注。很多人使用所谓的“正念”进行自我调节，但训练方法却不完全相同，这可能使人们在训练时对正念的本质产生了误解。所以，在这一章，我将通过三种心理状态——心满杂念、无意识、正念作为例子来解释，以帮助读者更好地理解正念的本质。事实上，正念是一种先于概念化的，直接的、原始的身心体验。当然如果一个人之前没有任何正念训练的经验，他就只能体验到部分反馈，就好像盲人摸象一样。但是，在有经验的导师、教练的指导下，人们就可以体验到真正的正念之心，由身体到大脑，形成一体的固化体验。就如同我们在正念训练起始阶段，会经常用整体身心调节训练来帮助初学者。

当前，随着身边超负荷的信息蜂拥而至，我们总是处于“线上”状态，会不停地去处理身边无休无止的信息，换句话说就是心满杂念。尽管我们每时每刻都在思考、假设、接受、处理信息，但实际上我们没有过多的精力和能力去辨别、消化它们。我们自动地、习惯性地去处理外界的应答，然而意识却没有参与其中。但其实心满杂念和无意识这两者状态都是我们自主的反应，没有有意识地控制“心”。这两种状态都会占用我们大脑过多的能量和资源，但从神经科学的角度看，我们脑内的神经网络区域参与其中。在这种情况下，我们的心智其实缺少足够的力量让我们在生活和工作中取得较大成就。只有在经过正念训练以后，我们才能让身心产生更大的力量。

那么什么是正念呢？目前有很多不同的定义，比如一种解释为正念是一种在当下的、对事物不做评判的、欣然接受的状态；还有一种是我们处处留心，世事洞明，惊喜于美好，悉心体验，让心境从过去的执着中解脱出来的状态。定义不同，对于正念的解释也有不同，因为正念本身就是意会而非言传的。正如我先前所说：“正念不只是一个概念，就其本质而言，它是一种先于概念而存在的直接体验。”就好比一个苹果，不论你有多了解它的形状、颜色、质地，只有吃了才知道它的滋味如何。和心满杂念、无意识的状态比起来，正念更是一种直接、当下的体验。根据经验，我认为正念是这样的一种状态：当你第一次开始接触到某个东西时，会有一种稍纵即逝的、清晰的意识出现，它来不及辨认，超越了概念，而这种似水样浮动、轻柔的、沉静的、刹那的意识就是正念。一个高明的导师或者教练可以直接帮助我们获得这样的境界并且稳定这种状态，这样的体验可以帮助我们的训练。与心中充满杂念或者无意识状态比起来，正念是一种微妙却深刻的体验，它使我们以一种有效的方式处理身边过量的信息，让我们的大脑从混沌中摆脱出来，提高专注力、自制力，实现理想的生活状态。

一、对正念误判的澄清

近期有人把正念冥想或者正念干预分为两类：第一类是正念减压法，如正念认知疗法或基于小组训练的正念干预；第二类是基于正念的干预训练，如接受与现实疗法、辩证行为疗法、行为应激管理以及整体身心调节法。

但是这种分类方法令人疑惑，很容易误导读者。例如，基于小组训练的正念干预和基于正念的干预训练似乎是相同的概念，即使有人觉得不同点在于有无"基于小组训练"，但其实正念减压法和正念认知疗法都是基于小组训练的。此外，第一类干预治疗法被认为是用来促进人们形成正念，而第二类是干预与正念结合来进行训练。如果正念减压法、正念认知疗法、正念冥想都可以看作训练的一部分的话，那么这样的分类其实非常不准确。仔细分析这些分类可以发现，它们最主要的区别在于前者在干预训练时是以正念作为条件，因此把第一类归为基于正念的干预训练，但后者也是基于正念的干预训练，因此二者几乎没有区别。为了更好地让大家理解，下面大致列出了学术界科研工作者们对干预训练中相同点与不同点的讨论。

正念减压法被描述为通过自我对身体的扫描，全身心地、有意识地参与到对身体的察觉中，轻轻舒展身体，依靠瑜伽的动作进行正念运动，凭借畅谈和练习把正念的意识运用到日常的体验中，也可用于压力的排解。这些清晰的描述表明正念减压法中存在很多其他元素,如瑜伽、舒展运动、畅谈心得,类似先前提到的第二类基于正念的干预训练。所以,只是把正念减压法和正念认知疗法单独作为正念干预训练是没有意义的,也不能去除其他命名时没有"正念"概念的干预训练元素。结合正念减压法的创建者乔·卡巴金的观点和其他文章的观点可以发现,其实单纯的正念训练是不存在的,干预训练会结合很多其他元素。乔纳森·史密斯指出:"正念减压法是正念冥想的混合版,像专注冥想、呼吸练习、瑜伽舒展运动等都加入了其中。"所以,正念干预治疗或训练是通过结合不同手段达到正念的效果,而非单一的技术。

同样,正念认知疗法的创建者描述其训练为一项结合了行为认知疗法和传统的正念训练(比如正念减压法)的治疗方法。根据定义,正念认知疗法是针对有抑郁反复发作个体的一种心理干预治疗。此外,正念认知疗法也整合了包含认知行为疗法和正念减压法在内的其他训练方法。这样的话,纠结于正念认知疗法是正念训练,而其他相似的训练(接受与现实疗法、辩证行为疗法、整体身心调节法等)不是正念训练就没有意义了。由于对"正念"概念的混淆会误导科研工作者对正念的研究,并影响广大群体对正念训练的应用,甚至造成对正念领域感兴趣的人以及工作者的困惑和偏见,所以必要的说明还是很有意义的。

因此,无论有无"正念"在其方法名称中,正念冥想或正念干预都不能打着"正念"的旗号来定义自己的训练,而具体的训练内容和确切的指导才是定义、命名这些训练的最好方法。另外,正念的方法总是包括了多种元素,不存在单纯一种方法的正念训练。

二、正念神经科学

几年前，我和我的同事迈克尔·波斯纳在"科学引文索引"(SCI)杂志《社会认知情绪神经科学》(SCAN)中提出一个新兴的领域——正念神经科学。正念神经科学旨在研究不同水平、不同状态下的各种正念训练的机制以及正念训练如何对人的一生产生不同的影响。正念神经科学结合了东方的沉思冥想训练、西方的心理学和神经科学的理论方法，利用了脑成像技术、行为学测试和基因测序等方法对正念进行研究。正念的大脑运作机制将在本书第二章中进行详述。

三、正念领域研究方法面临的挑战

为了加快正念机制研究的进程，在目前阶段，必须考虑到研究方法面临的挑战。尽管正念研究的论文越来越多，但是通过几个不同组别的元分析(又称"Meta 分析法"，一种统计学的方法)可以看出，其中采用严格研究方法的非常少。有一些实验采用随机双盲设计并包含积极控制条件的纵向研究，在几个时间点比较一组或者几组数据得出结论，但一般样本数较少。大部分实验运用的是横向研究——在同一个时间点，把没有正念冥想者作为自然对照组和正念冥想者进行比较，然后得出实验结果。尽管很多横向研究表明冥想会产生积极的效果，但是这样的设计并不能排除偶然因素——每个冥想者的大脑本身就可能存在不同，而这些不同会影响他们对冥想的兴趣、动机、期望等。

控制那些容易混淆的可变因素是很重要的，因为这些因素会影响到冥想的效果以及后续对效果的解释，所以近期的研究一般采用积极的干预方法作为控制组，如放松训练、压力管理或者健康教育课程。这些干预可以控制那些容易混淆的可变因素，如训练中组员和老师的交流、在家练习的次数等。这样的研究可以更好地提取和勾勒出冥想训练的真实效果。举个例子，之前的横向研究发现，练习正念减压的实验组相比于不练习正念减压的控制组，有压力减轻等效果；但威斯康星大学近期研究表明，采用纵向随机化试验方法，正念减压法组和控制组（健康教育课程）产生的效果没有区别。

作为一个新兴的科研领域，许多正念相关实验还不是基于精确、详尽的理论支持，设计实验时也有失严格，结论也多是事后自圆其说得出的。但是我们相信，未来的研究一定会运用更多的随机双盲设计并包含积极控制条件的纵向研究，具有更多的样本量，以便我们能更好地理解正念冥想的机制。因此，本书只采用随机双盲设计并包含积极控制条件的纵向研究来阐明结果和结论。

第二章　正念冥想的脑内机制

摘要：现已发现大脑中有很多的区域与不同类型的正念冥想有关，那么，每个区域的功能是什么呢？是否不同的正念冥想由不同的脑内神经网络参与？在同一个正念练习的不同阶段里，动用的是大脑的相同区域还是不同区域？大脑神经网络和练习时花费的努力多少有关吗？为了回答这些问题，基于最新的神经科学发现，本章总结出正念冥想至少包括三个部分：增强注意力调控，提高情绪管理，提升自我意识。本章分别研讨了这三个部分大脑参与的区域，主要包括前扣带皮层和相邻的前额叶皮质区、纹状体、脑岛以及默认网络，进而提出把状态训练和网络训练加以区分来理解正念冥想独特的大脑神经网络。

关键词：注意力调控　情绪管理　自我意识　自我控制　状态训练　网络训练　默认网络　认知行为疗法

一、正念冥想的核心元素

近几年，每年都会有五百多个关于正念冥想的研究成果发表，根据最新的神经科学发现，正念冥想包括了至少三个与增强自我调节(或自我控制)密切相关的核心元素：增强对注意力的控制，提高情绪管理以及改善自我意识。

注意力的控制指的是在正念冥想的练习中，长久地专注于一个目标，如呼吸、感受等，当然其中也包括注意力的转换，它是基于对执行控制层面的神经网络的调控。在早期的正念训练中，注意力控制是支配知觉和控制知觉的具体过程，但是对于高明的冥想大师来说，他们可以用很少的努力来保持意识的集中。另外，正念练习训练了一种独特的意念——选择性地注意当下的经验，对这些经验不加评判或全盘皆收，从而使机体保持良好的积极情绪以平息消极情绪。

情绪管理指的是有意识或无意识地改变情绪反应，在这个过程中要明白和觉知几个情绪过程：什么时候产生什么样的情绪，情绪持续时间的长短，情绪是如何体验然后表达的。在正念练习中，情绪管理要求能够接纳无聊、低沉的精神状态。当参试者具备了精湛的技能，积极的情绪就会随着主观的愉悦和幸福感出现，这样可以帮助我们保持注意力集中于自我，并维持良好的情绪状态，以继续内心的历程。

自我意识指的是对自身的觉知，又称元意识。元意识通常被描述为对自身情绪的感知或者是对自己身体的觉知(如本体感觉或者自己呼吸的感觉)，以一种平和的方式，意识到了自身内在身体的状态(交互感受)以及精神的状态(觉知)。渐渐地，自我就会和外界相融而转为一种内心固有的体验。通过正念练习，自我觉知可以使人们从小我的思维和想法中解脱出来，以促进个体对思维、情绪、感知的接受。如果没有自我意识的觉醒，我们就只会变成自己经历的感知、情绪以及思维的一部分。在此，我们分别对参与感知、情绪以及思维的大脑各个区域的工作机制进行探讨。

二、在正念冥想中参与注意力控制的脑内区域

神经影像学表明，脑内参与注意力控制的区域主要有前扣带回皮层、前额叶皮质中的内侧前额叶，以及纹状体和基底神经节中的伏隔核——脑内奖赏回路的重要区域。同样地，脑内的神经系统在广泛创建的自我调节中要比上述几个区域更加活跃。因此，脑内与注意力控制和自我调节相关的交叠区域为正念冥想开辟了一条神经生物学的道路，使得正念冥想可以至少在前扣带皮层、内侧前额叶以及纹状体中发挥作用。重要的是，当正念大师达到了至高的境界，就像禅定那样，用适当的努力和意念去控制，从而进入愉悦、欣喜若狂状态的正念体验，这表明最佳的意念控制可以用激活伏隔核和纹状体（控制注意力的关键区域）的奖赏回路，以加强自我对注意力控制的能力。研究表明在正念过程中，纹状体区域也释放了更多的多巴胺神经递质。

通常，初学者在早期的正念训练中要花很大的意识努力才能进入冥想的状态，此时脑内背侧部前额叶和顶叶参与。相反，只有当冥想者较少刻意地进行冥想时，脑内前扣带皮层和纹状体才主要参与进来。由于正念旨在减少与脑中轴线区域中的默认网络——前额叶皮质区、后扣带回以及顶叶有关的思维漫游活动，而花了更多努力去

参与冥想的人，他们的默认网络呈现更强的失活。这就表明，越刻意的冥想就需要越多内心的努力来增加注意力的集中，这样的状态似乎与默认网络的失活和在背后侧前额叶皮质区的激活有关。

三、在正念冥想过程中管理情绪的脑内区域

研究表明，大脑内侧前额叶皮质区和前扣带皮层的前额叶区域主要借助边缘系统负责调整、管理情绪，同时确保现在的方案与预期的调整一致。有很多明确的或隐性的方法可以管理情绪，并且每种方法都有相对独立的神经网络参与。虽然各种控制方法存在不同的稳定性差异，但是在冥想时，前扣带皮层、内侧前额叶以及边缘系统也不断地参与情绪管理的应答。实际上，情绪管理需要能够在正念时处理无聊、低沉的精神状态，特别是当冥想者在抗争妄想心时。当参试者具备了精湛的技能，积极的情绪就会随着主观的愉悦和幸福感出现，这样可以帮助我们保持注意于自我，维持良好的情绪，以继续内心的历程。

有一种正念冥想方法——整体身心调节法，它是一种将内、外的体验“全盘皆收”的方法，用开明的态度去参与系统对注意力以及自我调节的训练。在一系列的随机双盲的实验中发现了整体身心调节训练的有效性。对健康者或者病患来说，几小时的短期训练可以提高注意力的控制（执行功能）和对情绪的管理，减轻压力（皮质醇激素），提高免疫内分泌与前扣带皮层和前额叶的活性，从而更好地加强自我控制。控制组接受了相同时间的行为认知疗法中的放松训练，其中包括身体的放松以及精神的意象（不是正念的状态），这样更加适合做正念冥想的对照组。由于调节法和其他形式的正念冥想由

同样的核心技术组成，所以我们预计，其他的正念冥想也有着相似的效果。

在一组实验中，大学生被随机分配到整体身心调节训练组或者放松训练组，进行五次短期训练（每次 20～30 分钟）。通过测试注意力的神经网络发现，与放松控制组相比，整体身心调节训练组在注意力控制方面表现出了显著的进步。同时，整体身心调节训练组成员的多种消极情绪和疲劳感大大减少，在自我评估的心境状态量表中也表现出了更加积极的感受。另外，整体身心调节训练也表现出更加健康的反应，如降低应激皮质醇激素的水平，增加免疫应答等。在另一组实验中，科研人员将大学生同样随机分组，然后通过正负性情绪表来监测被试的情绪状态，发现和放松训练组比起来，简单的整体身心调节训练组成员展现出了积极的情绪和心境，消极情绪也随之减少。还有另一个类似的实验也证实，为期八周的正念训练（不是调节法）能减少消极情绪。这些结果表明，正念冥想能够有效地提高注意力控制、情绪管理、应激应答等自控能力。

正念冥想是如何增加情绪管理？有证据表明，正念培育的“当下觉知”和“无判断接纳”两种心境在促进自控方面起到重要作用。正念训练能提高对情绪的敏感性，提高人们对早期情感的应答，最终达到帮助人们有效地控制情绪的目的。在我们的一个实验中，五次整体身心调节法可以增加大脑前扣带皮层和临近的前额叶的 θ 波活性。值得注意的是，情绪管理不总是刻意的，也可以在无意识或在隐性阶段中进行调节。这些隐性的阶段可以让人们自行决定是否要参与到情绪管理中，指导人们选择适合的情绪管理对策，促进情绪管理策略的制定。在过去的十年里，科学家已经发现缺乏隐性情绪管理可以引起精神疾病。例如，焦虑症患者无法管理无指导的、自发的情绪，表明内在情绪管理的异常会影响到外在的意识。这些发现给新兴的无意识治疗开辟了佳境，也和我们对整体身心调节法的研究有千丝万缕的联系，正如吸烟者在隐性调节阶段中会不自觉地减低烟瘾并且提高情绪。

为了研究整体身心调节法控制情绪的作用机制，我们邀请大学生做了有关脑成像的评估分析，然后随机分为整体身心调节训练组和放松组进行实验。经过五次训练，神经影像学数据表明，与对照组相比，整体身心调节训练组在前扣带皮层表现出更强的活性。先前的研究表明，前扣带皮层是参与情绪管理和注意力控制的区域。由于这块区域也和自主神经系统有关，我们也采用一系列方法测量了自主神经系统的活动，如心率、呼吸、皮电等的变化，从而发现整体身心调节训练对副交感神经也有很好的调节。这些发现都和整体身心调节训练技术有很大的关系，整体身心调节训练可以让人们花很少的努力就能调节好自己的思维，进而使内心自然地转化到平和状态。这种状态使我们上升到更高的意识层面，最后更好地调节身、心、外界环境这三者的关系。另外，处于什么样的正念状态是需要在资深整体身心调节法导师、教练的带领下，通过身心训练以及教练与学员之间的互动、平衡和共鸣程度达到的。

值得注意的是，除了脑内前扣带皮层和临近前额叶皮质区参与注意力和情绪管理之外，其他脑区如侧背部前额叶皮质区等区域也参与了自上而下、自下而上的控制神经网络。一些实验在正念冥想时用仪器监测这些区域，但是我们还不能确定这些被观察到的现象是否是因为其他的因素引起的。

如果五次短期整体身心调节训练是通过增加前扣带皮层的活性来提高注意力、加强情绪管理，那么长期的整体身心调节训练会带来什么样的影响呢？我们推测，长时间的整体身心调节训练练习会引起前扣带皮层结构发生改变，以及引起与情绪管理有关的脑内改变。前期的实验研究运用核磁共振弥散张量成像技术，通过脑内白质的完整性和联通性的变化，发现训练改变了大脑白质，进而提高工作效率。我们随机分配大学生到整体身心调节训练组和放松训练组，每个被试者做一次安静状态下的弥散扩张成像以便记录训练前后大脑白质的改变。结果发现，5～10 个小时的整体身心调节训练（10～20 次训练，每次 30 分钟）可以增加放射冠（白质中连接前扣带皮层到其他结构的重要神经束）的异性分数值，表明短时调节法训练可以改变大脑白质，与我们的假设一致，如图 1 所示（见文后彩页）。

为进一步探索大脑白质改变的机理，我们测量了神经元轴突和髓磷脂（髓鞘质）的变化。发现与放松组相比，五个小时的整体身心调节训练引起轴突发生改变，而十小时的整体身心调节训练同时增加了髓鞘质和轴突的变化，表明大脑白质变化的时间进程分别与轴突和髓鞘质有关。对比基于电脑程序的认知训练，大约 100 小时的训练只改变了轴突，髓鞘质没有变化，说明正念训练与认知训练可能基于不同的脑机制。另外，五小时调节训练的研究表明，情绪管理和扣带皮层的轴突改变两者之间有着非常重要的联系。如果前述行为学的变化是由脑内结构改变引起的，那么行为的改善是否会持续得更久？一系列的研究表明，更长时间（5～10 小时）的整体身心调节训练会产生更多的益处，包括能更好地执行工作和保持注意力。在情绪管理方面，整体身心调节法组基线皮质醇水平（日常测量时）更低，基线分泌型免疫球蛋白 A 水平更高，这表明调节法组被试者具有更强的免疫力和更低的压力激素水平。此外，整体身心调节训练也帮助改善了不良的行为和习惯。这些结果表明，整体身心调节法与训练的剂量有依赖效应，即时间越长，效果越好。

前扣带皮层作为自控的关键区域与很多行为问题和精神疾病有关，如情感障碍、药物滥用、创伤后应激障碍和精神分裂症等。通过正念训练来加强前扣带皮层的活性和连通性可为自我控制提供一个有效的方法，或许能够减轻甚至预防各种各样的问题和疾病。本书第七章有一些例子可以论证整体身心调节训练在健康领域的潜在应用。

四、正念冥想过程中脑内相关自我意识的区域

自我是精神生命的核心。近期研究表明，“自我”和中轴线脑区有很大的关系，包括了默认网络，它们在静息期会产生自发的高活动。研究发现，自我相关性活动、正念冥想以及默认网络的自主活动在大脑中线区域有所重叠。正如先前描述的那样，在正念冥想阶段，我们不断地觉知到自我的所想、所感和所知中，以一种平静的方式自然而然地觉知自我意识，以便培养自我的元意识。然而，也有这样一个悖论：一方面，在正念冥想时我们把自我、观念、认知以及情感区别开来，但另一方面又是区别出来的自我在进行冥想。一言以蔽之，我们从自我分离了出来，但与此同时，又要靠自我的冥想来实现分离。这样的悖论该如何解释呢？

我们认为不同方面的自我会反映不同阶段的冥想。自我认知指的是自我参与的信念、思维以及观念，这样的自我认知经常会使人产生思维漫游（妄想心）；自我（身躯）情绪指的是当妄想心减少时，产生了直觉的和身体内部的感受，这两种自我都处于叙述、评价的阶段。第三种自我即自我知觉体验，指的是自我对当下的体验。冥想旨在

把自己从自我认知、自我情绪中剥离出来,就像如果一个人过度聚焦于自己的所思、所感,就会容易产生和放大不良情绪。人一旦从前两者中解脱出来,就只会剩下最清净、本质、根本的自我,那就是自我的最高阶段,自我觉知体验,可以帮助我们回归到与外界和谐统一的体验中。正念通过分离出自我认知和自我情绪,从而使自我觉知体验的提高成为可能。一旦这些自我被分离出来,自我分离就不再会是悖论,而转化为正念中互相补充的核心成分。

最新的影像学技术对正念冥想的评估表明,自我意识有前扣带皮层、默认网络、脑岛的参与。正念冥想练习替代了原先叙述性、评论性的自我进程模式,而是转为更高的意识(元意识),这种转变机制是正念冥想的主要的益处之一。正念冥想减少了大脑中轴线默认网络的活动,同时楔前叶区域、后扣带回的活动也显著减少。研究表明,正念冥想时,默认网络和自控神经网络的活动与自我进程以及自上而下的调节系统有关。不同时期(早期、中期、后期)的正念可以调节前部、后部之间中轴线神经网络的活性,而这些网络都参与了自我认知、自我情绪和自我知觉的体验。这些中轴线脑区的改变可能反映了正念练习中的自我可塑性。鉴于正念可以提高自我控制的能力,它也有治疗心理精神性疾病的可能,一些研究已经报道了正念在这一领域的有效性。

如图 2 所示(见文后彩页),正念冥想时与注意力以及自我调节相关的区域,增加了注意力控制,提高了情绪管理,改善了自我意识。我们主要关注大脑前扣带皮层、前额叶皮质区、纹状体、脑岛以及默认网络的区域。在正念冥想的作用下,这些区域的活动促进了行为的改善。

五、正念冥想的不同阶段和脑内神经网络

正念冥想可以被粗略划分为三个不同阶段的练习，分别是初级、中级、高级，每个阶段都要花费不同的努力，如图 3 所示。在初级阶段的冥想中，冥想者会用很多的努力去控制或者减轻妄想心（以及妄想的思绪），希望能进入正念的境界，这是非常费力的过程。在这个阶段，侧背面的前额皮层和顶叶皮层会参与其中。在中级阶段，虽然冥想者仍然需要努力才能进入，但已学会了如何用较少的努力使身体和精神进入理想的境界，并且前扣带皮层、不同区域的前额叶皮质区和纹状体都有参与其中。尽管心境和各种各样的思想还是游离的，但冥想者可以抵御这些干扰，逐渐体验到更多积极的情绪、放松和平静。在高级阶段，冥想者只用很少的努力甚至根本不需努力就能迅速进入正念冥想的状态，自我和外境融为一体，内化为一种固有的体验（毫不费力的），大脑中前扣带皮层和纹状体等神经网络主要参与这个阶段。需要注意的是，本章没有讨论那些超越高级阶段的正念冥想，如禅定或三摩地等境界。

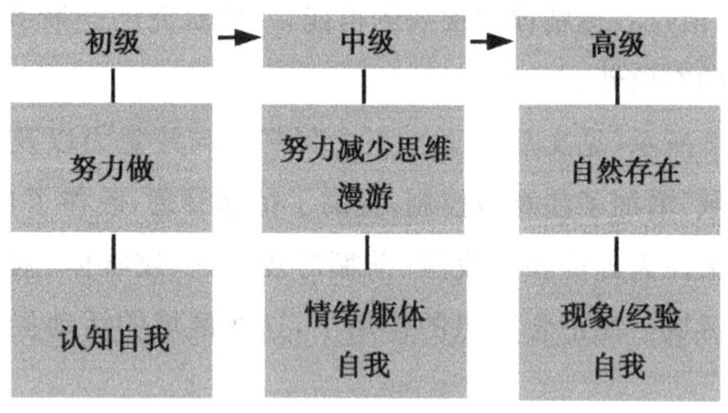

图 3　正念的阶段和“自我”体验

同样,不同的正念冥想方法也可能会有不同的脑神经网络参与。举个例子,专注于注意力的训练主要是集中在目标上,如呼吸,同时抑制非靶向的刺激和分心,这样的心理进程主要需要背侧前额皮层以及顶叶皮层的参与。随着练习时间的延长(如超过一万小时),技艺精湛的冥想大师用很少的努力就能保持专注正念冥想的状态。研究表明,前额叶皮质区活性的减少和高级阶段的冥想有关。相反,开放式监测的冥想需要不断培养用较少的努力进行观察和监测,逐渐把握内心的活动。在这个过程中需要前扣带皮层和纹状体参与,在短期或者长期的练习中可逐步改善前扣带皮层和纹状体的功能和结构。

六、状态训练以及神经网络训练

心理训练,通常指的是可以改善大脑或者心理的练习,目的是提高认知和超出具体识知任务的能力,如注意训练是否可以同时提高记忆能力。有很多和正念冥想相似的心理训练,如计算机化认知程序中的注意力训练,包括是工作记忆训练(working memory training)以及视频游戏。为了找出正念冥想特有的脑内机制,我们比较了两组能提高大脑性能的训练方法:神经网络训练和状态训练。神经网络训练就好比练习一个计算机认知程序(如工作记忆),通过多次重复工作记忆任务来训练它的神经网络。而像正念冥想这样的状态训练,是通过改变身心状态来达到可以影响多个神经网络的效果。状态训练也有神经网络的参与,但它的目的并不是为了训练一个具体的认知操作(如工作记忆)的相关网络。鉴于对有关正念训练和工作记忆训练的研究的急剧增加以及强烈的兴趣,本章用工作记忆训练作为神经网络训练的代表与正念训练对比，来解释两种训练的不同脑机制。

工作记忆指的是记住短期出现的信息内容并储存在大脑中。工作记忆训练要求在心念中维持、加工目标信息，同时忽视掉无关的、干扰的想法。适应性工作记忆训练要求训练时的记忆负荷和难度不断提高以避免出现练习效应。总体来说，几个星期的工作记忆训练表明，额叶背侧和顶叶皮层参与其中。但是，我们不知道增加的脑活动是否是因为那些更加困难的任务，迫使人们要花更多的努力和注意力去完成，还是由于其他的因素造成的。之前提过，初级阶段的正念训练，进入正念状态需要更多注意力、努力和控制，这样额叶背侧和顶叶皮层才能比训练前更有活力。这也许解释了在初级阶段冥想者尽力进入正念状态时，与适应性工作记忆训练有很多相似性的原因。但是，在高级正念冥想阶段，除了前扣带皮层和纹状体（以及脑岛）依旧保持活性之外，前额叶的活性会降低甚至消失。另外，正念冥想可以提高前扣带皮层和纹状体的联系和活性，通过自主神经系统改善副交感神经从而加强自我控制。这些自主神经系统以及中枢神经系统的改变与工作记忆训练的不同，但对两者训练方式的比较还没有足够的研究。

总之，运用行为学和脑影像学，尤其是对控制组进行基于纵向、随机化、控制变量的方法，发现正念冥想作为一种养生训练法，可以提高健康人群以及病患的自我调节和自我意识的能力。而脑内前扣带皮层、前额叶、纹状体、脑岛以及默认网络和正念冥想有很大的关联。当然，正念冥想不仅有中枢神经系统（脑内）的参与也有自主神经系统（身体）的参与，下一章会从生理学的角度探索正念冥想的作用机制。

第三章　正念冥想的生理心理机制

摘要：除了大脑的改变，正念冥想时也伴有自主神经系统的变化，如呼吸幅度、心率以及皮肤电导等。对于正念的描述通常强调了精神和思维层面，而忽视了身体的变化。事实上，在正念练习和日常生活中，身体和精神是密不可分的。本章着重在正念冥想的生理学机制，讨论中枢神经系统（大脑）和自主神经系统（身体）的两者相互关系，以及它们对正念训练的帮助和影响。

关键词：心率　皮肤电导　自主神经系统　生理学

一、身体帮助心理的历程

在生理学研究中，体验认知是专门研究躯体的经验如何影响理解力和认知功能的。最近的一个研究探究了在大学物理课上身体的体验对学习的影响，研究者建立了这样的假说：学生对于某些科学概念，如力矩、角动量的理解是需要借助大脑中可以活跃学生思维的动力性细节，以及内含的感觉运动的激活。结果显示，即使像简单地体验下角动量的力这样的躯体体验，也可以极大地提高学习成绩。另外，当学生过后思考角动量的原理时，发现自身感觉运动的激活也是促进解释学习进步的原因之一。这些发现与体验认知的机制有很大的关系。

研究表明，具化体验（身体的动作和状态）不仅仅影响了精神层面的思维和感受，也影响了个人生理以及后续行为的选择。举个例子，人类和动物都是通过开放的、外向性的姿势来展示力量，而通过内敛的、收缩性的姿势来示弱。一项研究测试了一个简单的展示力量的非言语性动作是否会影响自身神经内分泌的水平以及对危险的承受力。结果表明，展现力量大的动作会诱导睾酮性激素分泌的增加，并减少皮质醇应激激素，也可以增加对力量的感受和对危险的承受力，但是表现力量小的姿势就会出相反的结果。这些研究表明，具化体验的影响不仅仅是在思维和感受，也会影响生理（神经内分泌）以及后续行为的改变。这个研究也提示，在真实世界中，力量性动作可以产生有益的（适应性的）心理、生理和行为改变的效果。但要注意的是，力量性姿势必须和社会准则匹配，如果应聘工作者想通过对招聘人员使用外向性姿势来展现力量，这样的行为通常会被视为不恰当的举动，更有可能导致应聘失败。

二、身体的正念状态

在所有正念练习中，都会强调躯体的重要性。正如在一篇有关身体正念状态的综述文章中讲得那样，正念冥想的核心之一就是专注于身体的知觉感受，如把注意点从关注身体一部分转移到身体的另一部分的操作。这样关注躯体的正念训练仍然会有心理的进程，但是它可以放大、加强身体知觉的内化，感受和心理进程的相互关系。

内感受是一种内部身体感受，如心率、饥饿、痛苦产生的生理信号。在用内感受意识对心跳的计时进行主观判断时，功能性磁共振成像显示岛叶、躯体运动中央前回、前扣带皮层的活性增加。另外，在前岛叶皮层的神经的活性增加时，心跳监测中主观推断的准确性提高。有过多次这样的报道，参与了当下身体感知的正念训练，会产生提高的身体状态以及获得更好的知觉清晰度。尽管研究者并没有找到证据，证明冥想者在心跳监测上比没有冥想的人表现得更好（心跳监测是一个内感受意识的标准方法），但是其他的研究发现，冥想者客观的生理学数据与主观的情感体验和身体部位的灵敏性有很大的一致性。值得注意的是，心跳监测总是会诱发更多的交感神经活动，使右侧脑岛参与其中。在五次训练之后，整体身心调节训练组和放松训练组比起来，左侧脑岛有更多的活动，与之前的研究一致，这说明左侧脑岛对副交感神经占主导作用。这些结果表明，简单的正念练习如整体身心调节训练可以增加副交感神经的活性，可能是通过左脑岛的高活性实现的，从而帮助训练者更快地形成正念状态。

基于之前的研究，本书提出，正念的状态可以通过心理历程（如正念冥想）和身体历程（如正身练习）获得。正身指的是通过平衡、柔和的技术，来全面调整、和谐身体姿势和生理状态。例如，在东方的传统中，像整体身心调节训练、中医的方法（如太极、气功）以及瑜伽，都使用了身、心的平衡和互动的方法去促进身心一体的状态，从而产生积极的效果。

正念通过中枢神经系统（大脑）来实施具体操作（如数自己的呼吸），而正身由自主神经系统调节，用的是隐性的方法（如内感受意识)。自主控制需要前扣带皮层的参与,但是在初级阶段,进入正念状态需要很多努力的认知控制,以及借助背侧前额叶和顶叶皮层的帮助。当练习的技艺越来越精湛,进入到高级阶段,就能用很少的努力进入正念状态。当正念的心理进程通过认知的控制变得具有自主性,可以通过自主控制内化到身体中,就形成了正身的状态。认知控制以及自主控制都是自我控制的重要组成部分,都可以促进正念状态的产生,以及人们行为习惯的养成。图 4 展示了通过身心训练改变大脑状态的一体化模型。

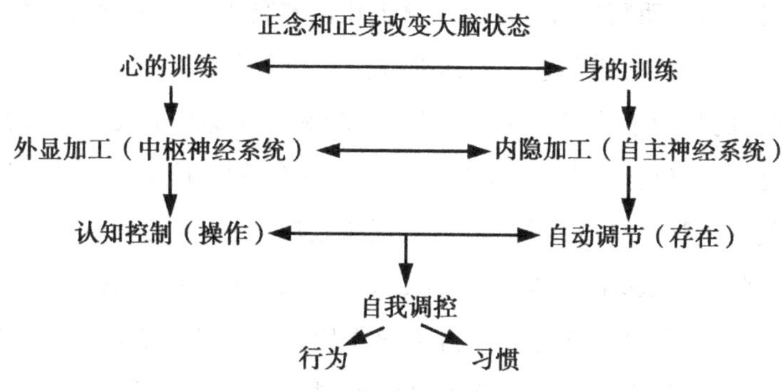

图 4 正念和正身改变大脑状态和行为

三、身心相互作用的机制

一系列研究表明,正念冥想有调节自主神经系统的功能,使身体产生生理学上的变化,如改变耗氧量、心率、呼吸振幅和速率、皮肤电导、心率变异性以及其他的指标,这表明副交感神经活性的支配伴随着正念练习而变化。这与身体的姿势和状态可以改变心理状态的结论一致。换句话说,身体的动作可以改变我们的生理,躯体可以改变心性,心性可以改变行为。

正念冥想可以改变神经生理吗？最近有一篇关于用脑电波研究正念冥想的系统性研究综述(共计 1 715 个被试对象)通过脑电功率监测了每个频宽，尤其是对正念组和控制组不同的脑区，以及与大脑半球非对称性活动相关电位进行了研究。结果显示，和闭眼静息状态比起来，正念状态时 α 波以及 θ 波的增加关联最大，但没有发现与 β 波、δ 波以及 γ 波有关。α 波以及 θ 波增加的原因可能是源于一种交替的休息状态和调节状态，这样的状态能更好地促进健康和幸福感。

为了进一步研究身心互动的机制，在两个随机试验中，我们运用了大脑成像技术以及生理学的方法，对五次的整体身心调节训练组和放松对照组进行了测试。我们首先发现，在整体身心调节训练组中，膝/腹部前扣带皮层的活动更强，由于这块区域也和自主神经系统有关，我们就接着测量了心率变异性以及皮肤电导的反应，用于反映交感和副交感神经的活动。与放松对照组相比，整体身心调节训练组在训练中和训练后，心率、呼吸振幅和频率上表现出更好的副交感神经反应性。同时发现，和放松对照组比起来，整体身心调节训练组极大地提高了高频心率变异性，减少了皮肤电导的反应，这些提示了整体身心调节训练组对副交感神经有着更好的调节。同时，脑电功率表现出了更强的前扣带皮层 θ 波的活动，而且前扣带皮层 θ 波和高频心率变异性有关，这表明前扣带皮层与副交感神经共同作用引起了调节法的生理改变。这些结论显示，在五次的调节训练后，和放松对照组比起来，整体身心调节训练组通过腹侧的大脑系统作用，表现出更好地对自主神经系统的调节。这种改变可能反映了正念冥想训练促进身心协调，但在放松对照组里没有这样的现象。所以，前扣带皮层和自主神经系统可能都是作用于和整体身心调节训练有关的大脑的冥想机制中，从而得以提高注意力、加强情绪管理以及改善其他行为等。

从练习的角度来说，如果冥想只依赖心理的控制没有身体的参与，那常常会产生“枯燥”的训练经历。结果是练习者用很多努力去控制心念，却总难以达到正念的状态，而且这样的过程总会带来心理的疲劳和消极的情绪。这也再次证明了之前的假设，只有大脑和心理同时作用才能产生有效的正念冥想状态。

如何有效地处理压力和应激呢？总体来说，应激有两种类型：一种是躯体的应激，如心跳急促、消化不良、神经紧张；另一种心理的应激，如产生了不安的想法使人晚上失眠、白天注意力不集中。最麻烦的是身、心的应激同时作用又相互影响。目前研究还没有找到一种有效办法来消除心理或者躯体的应激，冥想和瑜伽也无法完全做到这一点。而且也不是每个人都会从冥想中受益，也就是说用冥想的方法处理应激并不是对每个人都有效的。鉴于身心训练法有帮助放松身体、稳定情绪的作用，所以也是一个值得一试的选择。之前提过，整体身心调节训练可以减少由皮质醇激素引起的应激（身体范围）和主观应激（心理维度）。通过身心调节，可以从应激中平静下来，神经系统就转为副交感神经诱导的放松、平静的状态，在这样的状态下，会心旷神怡、心率下降、呼吸深重、肌肉放松，释放身体的压力和紧张。

总之，正念冥想参与了中枢神经系统（大脑）和自主神经系统（身体）的相互作用与融洽协调中，使有效的练习产生了积极的效果。

第四章　正念冥想的状态与特质

摘要：人格是一种个人思想、态度、感觉和行为特点的集合，它影响着我们对自己、对他人及周围世界的看法。通常来说，人格特质是相对稳定的，但是人格倾向性是短暂的。研究表明，我们的信念和态度可以通过我们自己的经历和学习而改变，这些状态并不是固定不变的，而是可以改变的。研究显示，通过短期正念训练，可以影响认知、感觉，以及改变相应大脑活动和联通性，并在长期实践中产生特征变化。本章探索了人格特性和人格状态是如何促进正念的练习实践，且解释了这一理解能够提高我们的练习实践效率的原因。

关键词：人格　性情　特性　状态

一、个体差异

众所周知，正念冥想的实践效果是不同的，并不是每个人在正念冥想训练后都会产生相同程度的改变。然而，我们对为何训练效果存在个体差异知之甚少。例如，研究表明正念冥想改变了大脑前扣带皮层的结构,改变了与自我控制和自我意识相关的脑岛的活动。如果有些人出生时的前扣带皮层或脑岛活动水平比一般人高,也许这些人能更轻松地集中注意力或冥想。这样的个体差异性使我们难以决定哪种方法对某个人是最有效的。在前面提到的有关正念冥想的神经科学的内容中,我们专注于探究正念冥想的神经机制。然而,区分正念冥想的特质和状态也是很重要的。也许这两者都反映了正念冥想训练可能存在个体的差异。尽管我们的综述主要研究的是将正念作为有意识的训练,但在冥想中早已存在的个体特质差异将会影响结果描述。

目前为止,人们还不太清楚正念特质的差异是如何影响大脑的处理活动和正念的练习效率。然而,大量研究已经探索了正念特质的神经关联,并确定了一些与之相关的大脑区域。不幸的是,多个因素导致了这些报告结果并不一致,其中包括可能与特质正念的评估方法有关。

二、测量正念的倾向性或特质

正念特质可以通过自我报告问卷进行评估,如正念注意觉知量表、肯塔基正念技巧清单和五因素正念觉知量表。然而,这些调查问卷的使用常伴随着特定的局限性,所以被人们广泛质疑。例如,最近的一个研究发现,缺乏有效性的证据支持这些评估正念特质的问卷。因此,重要的是要记住这些主观问卷的评估是"正念特质或正念的倾向性"的,这些调查问卷需要更加客观的测量标准来证明正念特质,如生理或脑生物标志物。

三、正念冥想之后的状态和特质变化

越来越多的证据表明，正念冥想训练会引起人格状态和特质的改变。例如，长期的正念冥想练习不仅能够暂时性改变大脑活动状态，同时也改变了人格特征。传统研究者们认为人格特质是相对稳定并独立存在的，但最近更多的研究证明，人格可以通过人生经历或正念训练而改变，这也表明人格本身是灵活可变的。尽管这证明了人可以改变他们感觉、思考和行为的特点，但这一发现也将正念特质结构的系统调查复杂化。然而，最近研究表明，从不同角度评估正念特质是非常重要的。人格上的个体差异有可能导致人们对正念训练的不同反应和效果，包括人体大脑功能结构、遗传倾向、生活经历和环境因素的差异，如图 5 所示。但是，对于气质、性格或基因差异是否会导致不同的训练效果还鲜为人知。

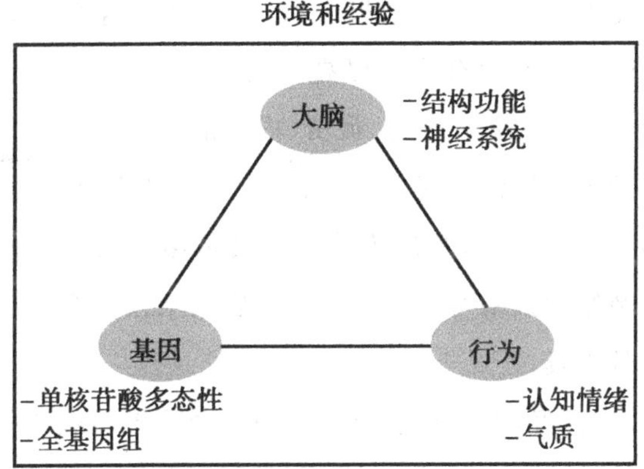

图 5　正念和基因及行为改变

正如在其他领域一样，也许通过调查问卷研究性情和人格差异会是一个预测正念冥想训练是否成功的重要标准。一项研究以控制条件为基线,发现在禅修冥想者中,反映内在注意力增强的额叶区域脑电图功率的百分比与低频心率变异性呈负相关,与气质和性格量表中的探求新奇性这一得分项呈正相关;而反映正念增强的额叶区 θ 波的百分比变化与高频心率变异性以及气质和性格量表中的避免伤害评分呈正相关。这些结果说明,内在的注意力和正念的特征是脑电模式和心率变异性以及人格特质的不同组合。

我们能预测正念冥想之后的人格特质或行为改变吗?我们研究发现,人的创造力在短时整体身心调节训练以后平均有所提升,但是个体间的差异却被忽视了。因此,我们研究了短期整体身心调节训练是否能够提升人的创造力以及哪种类型的人最有可能因此受益。受试者随机分为短期整体身心调节训练或相同时间的放松训练(一周七次,每次 30 分钟),并在训练前后使用心境状态量表评估情绪,使用艾森克人格测试量表评估性格特征和使用托兰斯创造性思维测验评估创新能力。与先前的结果一致,使用整体身心调节训练组比放松训练组的创新能力有明显提高。线性回归方程显示,实验中的五个预测因子(包括抑郁、愤怒、疲劳、内心活力、情绪稳定性)占了整体身心调节训练前后创新能力改变的 57%。以这种方式,我们证明了个体间的实质性差异,其训练结果与其情绪和人格特征相关。结果也说明了情绪和人格可能是正念训练后用来预测个人在创造力方面变化的有效工具。

基因和环境(经历)是否会交互影响正念冥想训练的效果?其他领域对训练效果的研究显示,一些基因多态性会与经历相互作用从而影响训练的效果。例如,多巴胺 D4 受体基因(DRD4 基因)与执行注意力和自控能力相关。DRD4-7R(7R 重复序列)基因片段与注意缺陷多动症（又称多动症）和探求新奇新异刺激这一气质特点有关。环境和经历对有 DRD4-7R 基因片段的个体有更加明显的影响。此外，在一次随机调查中，与那些没有 DRD4-7R 基因片段的幼儿相比，增加父母正面管教的干预，带有 DRD4-7R 基因片段的幼儿减少了外化行为（指外在的反社会性行为问题，表现为违抗、攻击性、违纪等）。

这些差异是如何产生的？一方面是由于基因变异，另一方面，环境影响和后天学习也会导致这些差异。因此，环境（经历）和基因并不是互相独立的，而通常是相互作用的。例如，基因表达会被其所处的环境改变。基因差异也会影响一段具体经历从而改变学习的程度，或者说，我们的基因影响着我们的行为被经历改变的程度。这些结果说明了基因和环境因素之间的复杂相关性。

鉴于正念冥想影响前扣带皮层、前额叶、纹状体和大脑其他区域的活动和连通性，这在未来的研究中可能会是有用的，如对多巴胺基因多态性和它们对正念训练成功的影响的研究。另外，生活方式上的个体差异与在训练中的教练和群体互动均有可能对训练效果有显著影响，但这些影响人们还了解甚少。因此我们需要更多的实证性实验来确立这些因素对正念的决定性影响。我们相信更多更大样本量的纵向随机实验能够加深我们的理解，并帮助不同性格特质的人们找到更有效的正念训练方法。

第五章　正念冥想与行为改变

摘要：尽管正念冥想已被证明对认知能力、情绪、健康和大脑可塑性方面有益，但正念冥想的大脑机制和行为改变之间的关系尚未明确。正念会有助于行为改变吗？比如正念冥想会对戒烟和减肥有帮助吗？基于最新研究，这一章探讨了通过正念冥想改变行为的潜在神经心理机制，包括注意力控制（对目标的持续关注），情绪调节（积极情绪的产生、加强和反馈）和自我意识（对自己身心状态平静的觉知和观察）。我们选取戒烟和减肥作为行为改变的例子，这是因为其虽然是社会关注的热点问题，但却是很难坚持的行为改变。我们也将讨论聚焦注意冥想和开放监控冥想如何能够有助于行为改变。

关键词：集中注意　开放监控　行为改变　潜意识

一、正念冥想成分和行为改变

行为改变通常包含几个重要的要素，如动机、目标设定、行动和行为保持。已经有许多研究以其中一个或多个因素作为研究对象进行探究，特别是行为改变，它既可以以潜意识的（隐性的）方式发生，也可以以意识控制的（显性的）方式发生。一般来说，行为改变都离不开注意力控制、情绪调节的反馈和增强，自我意识以及行为监测，而这些过程都可以通过正念冥想来加强和提高。

正如我们先前讨论的，注意力控制有助于持续关注一个目标，这正是行为改变的一个关键要素。情绪控制能够增加积极情绪和快乐的感觉，从而促进良好生活习惯的养成。自我意识包含内在的观察，尤其是对自己身心状态的觉知，这能提高行为改变的意识，从而促进有意识或潜意识的行为改变。总体来说，正念冥想训练能通过改变注意力、情绪和自我意识来促进行为改变。

二、正念冥想中意识和潜意识的进程

总体来说，意识控制通常以前额叶为中心通过注意力控制网络产生效应，而潜意识控制通常以纹状体为基础通过注意力习惯网络发挥作用。举例来说，一个有关成瘾行为的假说认为吸毒可能是基于巴甫洛夫条件反射的学习记忆相互作用而导致的自动化行为的结果。另外，研究表明成瘾行为也可以被视为一种从为寻求奖赏回馈而将娱乐消遣变为强迫性的习惯性成瘾行为的转变，这种转变需要一个从纹状体腹侧到背侧的改变过程。这些结果显示大脑奖赏回馈神经网络的异常在潜意识成瘾行为中扮演了重要角色。有些神经影像研究显示，正念冥想可以成功干预成瘾行为，使大脑奖赏反馈回路从异常活动变为正常化活动。

正念冥想训练既会引起意识的改变，也会引起潜意识改变。除了积极情绪、愉快情绪和反馈经验，正念训练也会改变大脑纹状体的一部分——尾状核与壳核的结构和功能。例如，整体身心调节法在短期训练后能够增强大脑在腹侧前额皮层、前扣带皮层的活动；在长期训练后则改变了腹侧和背侧的前额皮层、前扣带皮层与纹状体（尾状核和壳核）的功能性活动，以及它们的白质和灰质结构，这揭示了一种从意识控制到潜意识习惯行为的转变。这种大脑活动的转变提供了通过正念冥想训练引发有效行为改变的神经基础，包括意识和潜意识两个方面。尾状核和壳核被认为在回馈式学习中起作用，伏隔核与愉快感受有关，并能促进学习巩固和习惯形成。正念冥想已经被证明能够引起愉悦和幸福的个人感受，能增加多巴胺的释放且触发纹状体结构和功能的改变，这可能是正念冥想引起有意识和潜意识行为改变的神经基础。

正念冥想训练通常能够降低消极情绪的强度和频率，并能促进积极情绪状态。其一个主要机制是通过加强前额叶的下调控制来调节与情绪处理相关的大脑区域的活动，如杏仁核。正念冥想觉知当下且不判别的敞开意识对情绪调节起到关键作用，因为这些训练增强了对情绪的敏感性，有助于对负性情绪的调节。研究说明正念冥想的专业熟练程度对情绪调节也是非常重要的，如初学者会与熟练的冥想者呈现不同的反应模式：从逐渐增强的由上而下控制，到由下而上的情绪调节。这一发现证明了一种假说，正念冥想的过程是正念初学者主动的认知（注意力）调节过程，这些人需要克服内在对其他人的情绪反应和思维漫游的习惯，因此需要前额皮层的参与。相反地，熟练的冥想者将会自动接受出现的经验，因此不再需要从上而下的控制活动，而是显示出增强的自下而上的进程，呈现了从有意识的、显性的过程到潜意识的、隐性的改变过程。

三、为什么通过意识控制的行为改变很难发生

一个流行电视节目《超级减肥王》因为其不可思议的减肥大转变而闻名。在这个节目中，参与者通过健身训练者的指导，保持高强度的节食和锻炼来减轻体重。有着强烈动机和意志力的参与者努力完成计划并高强度地消耗热量，从而在几个月内减重。一些参与者赢得了比赛，在电视节目季中减去了几百斤，但不幸的是，一个六年的跟踪回访调查显示，他们的体重往往后来又发生反弹。相同的情况也总是发生在有强烈意图和高意志力的戒烟人群身上，他们总是戒烟失败。这些结果表明，尽管有强烈动机和有意识控制，改变行为依然是很艰难的。为什么这么多人都失败了呢？

研究显示，引发行为的改变并不需经过意识，对所追求目标的认识和意图以及对目标的直接行为也不是必需的。潜意识能影响意识，反之亦然。虽然这种现象不能直接在神志清醒时觉察到，但它能通过改善意识的调节间接地使之改变。相对于潜意识的强烈习惯性力量能够自动驱动行为的发生，意识和意识控制在发现和执行行为改变方面通常显得软弱无力。另一个重要原因是在日常生活中，诱发行为的意识、感知、感觉和反应等因素都改变得太快而无法达到意识水平，因此很难直接及时用意识来探测和控制。因而，在现实生活中，外部暗示通常会激活自动的潜意识过程，这些过程会引起比我们大脑意识所能捕捉到的更快的行为反应。

四、潜意识如何引发行为改变

通过正念冥想引发潜意识改变行为可能吗？为了回答这个问

题,我们对吸烟者和非吸烟者进行了一项随机的干预实验,被试者不知道实验目的其实是戒烟。与放松训练相比,五小时的整体身心调节训练能显著地减少吸烟者对烟的渴望、吸烟量降低甚至达到戒烟的效果。与其同时,大脑影像显示,整体身心调节训练组的前扣带皮层(和临近的前额皮层)与自我控制有关的大脑区域活动增加。重要的是,被试者虽然吸烟习惯改变了但并没有意识到吸烟行为的改变(主观报告显示没有改变但客观测量改变了)。这表明行为改变是通过正念冥想潜意识过程进行的,从而说明了潜意识改变行为的可能性。众所周知,大部分成瘾者不寻求治疗和改变,这样的"拒绝"治疗也许暗示了这些患者自我调节的神经网络机能失调。相反,正念冥想能够提高自我意识,能帮助练习者意识到自我思考的冥想过程,反过来以一种平静的方式促进思想、情绪、经历的开放与接受。这可能是正念冥想作用于自我意识缺失的成瘾患者并改变其成瘾行为的机制之一,另一个可能的机理是自主神经系统的参与。

自主神经系统是如何促进潜意识改变的呢?研究显示,自主神经系统的调节主要与潜意识过程相关。因此,我们有理由推测,如果一种方法能同时增强躯体和大脑的功能运作,这种方法将能够有效地促进行为改变的发生。正念冥想训练能够提高自我意识,并提供一个监测和觉知自我感觉的快速潜意识变化的机会。此外,正念冥想训练可以增强自主神经系统和中枢神经系统的相互作用。在一个比较整体身心调节训练组和放松训练组的随机试验中,调节训练组有更强烈的前扣带皮层活动。此外,调节训练组的前扣带皮层 θ 波与高频心率变异性呈(副交感神经活动指数)正相关,提示前扣带皮层调控了副交感神经活动。这些结果说明,前扣带皮层和自主神经系统可能共同参与了大脑在提高自我意识和自我调节中的作用。因此,前扣带皮层可能通过中枢神经系统和自主神经系统自主神经系统的相互作用，连接并触发意识和潜意识控制，最终达到行为改变的潜意识控制。这些结果与先前的一些研究是一致的，其认为前扣带皮层将意识皮层活动计算转化为传出的自主潜意识身体反馈并加以控制。

每一种思想和感觉最初都是潜意识的，后期才会上升为意识。我们经常是在它们出现在意识中并停留了一段时间后，才会发现这些事情。为了处理这些迅速短暂的习惯性反应，我们不得不延伸自己的意识到这个潜意识世界，尽可能快地来探测产生的想法和感受。这并不容易，但我们能通过开放监控冥想——一种较为简单的正念冥想训练，来学习在心理活动产生时就捕捉到这些想法和感受。在整体身心调节训练教学与学习过程中，我们经常使用这种方法。

相反，集中注意的冥想训练主要是专注在目标上并努力抑制非目标刺激，不会直接作用于潜意识。然而，随着注意冥想练习的进行，专注会减慢心理活动的产生速度，并给我们时间来感受从潜意识中产生的每一个心理活动，甚至在我们意识感觉到它们之前。也就是说，专注能帮助我们感受到从潜意识中缓慢冒出的想法和感觉。这给了我们能力和时间来控制瞬时产生的意识，从而有可能打破自动和习惯性的循环，来有意识或潜意识地控制和改变行为，这是能让潜意识内容意识化的有效过程。研究显示，基于我们下面的模型，能证明自主神经系统(身体)和中枢神经系统(大脑)协调支持着行为的改变。

五、通过正念冥想而诱发行为改变的综合脑模型

我们提出了一个通过正念冥想而引发行为改变的综合脑模型，如图 6 所示。这个模型包括了潜意识、隐性意识、显性意识调控的行

为改变。

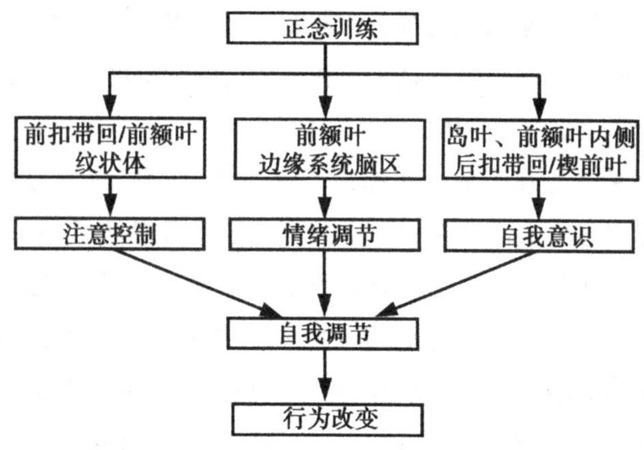

图 6 正念和自我调节与行为改变

应该注意的是，要通过意识控制触发行为改变，并不需要过度地推动目标或意图。例如，最近的一项研究表明，接触“禁止吸烟”标志会增加烟民的吸烟倾向。研究还表明，行为控制可能会被外部意识的动机过程所破坏。在一个功能性磁共振成像实验中，一个“看不见”(只出现 33 毫秒)的可卡因视觉刺激(低于意识认识的阈值，而没有明确意识到这些线索)激活了边缘反馈回路，大脑对于不可见的暗示反应强化了未来大脑对相同视觉暗示的积极反应。关于通过整体身心调节训练减少吸烟的大脑机制的研究也说明了行为改变和意识倾向或目标无关，而更多地与潜意识进程有关(详见本书第七章)，上述研究与我们提出的意识或潜意识行为改变的模型相同。总体来说，这些结果提出了一个关于如何有效引起行为改变的问题，下一章将会介绍正念在教育中的应用。

第六章　正念在教育中的应用

摘要：注意力在学校或日常生活中都是不可或缺的。然而，尽管50%的时间我们都是醒着的，但精神却是游离着的，我们不能每一刻都100%集中于我们正在做的事情。本章将主要讲述正念冥想在认知和学习及教育上的作用，以几个核心认知能力（包括注意力、冲突化解能力、创造力和学习能力）为例，来说明正念是如何影响这些能力的，并讨论正念在教育领域的应用。

关键词：冲突化解法　创造力　内隐学习　外显学习

一、注意力

正如第二章所描述的，注意力通常与警觉网络、定向网络和执行网络有关。研究显示，注意力会通过正念训练增强，尤其是在警觉和执行这两方面。例如，在一个随机试验中，通过注意力网络测试发现，与放松训练相比，两小时的整体身心调节训练可以提高执行注意力。然而，这样短期的正念冥想训练并没有提高警觉或定向方面的注意力。在一个与放松训练纵向相比的试验中，更长时间的整体身心调节训练训练（一个月内 10 小时）对警觉和执行注意力都有显著提高。然而，在另一个连续试验中，八周的正念减压训练没有提高警觉和执行注意力，不过定向注意力有一定提高。在一些具有代表性的，使用了更长时间（三个月或以上）的正念训练的研究中也提到了使用其他试验范式的定向强化（如横向设计）。然而，应该注意到这种设计存在方法上的问题且排除了因果性归因。尽管不能确定这些研究中造成差异的原因，但要证明任何正念训练的有效性，控制变量的随机试验是非常重要的。

学习一门技术通常有三个阶段：认知阶段、联想阶段和自动化阶段。研究显示不同的学习阶段会启动不同的大脑区域和网络。例如，认知阶段与前扣带皮层及相关皮质区域有关，联想阶段与海马体（前扣带皮层到）及相关区域有关，而自动阶段与纹状体及相关区域有关。注意力对于记忆的存储和检索非常重要，但对注意力与海马体相互作用的途径知之甚少。在最近的几年内，我们开始研究注意力控制大脑学习记忆的机制。连接前扣带皮层与海马体的大脑网络似乎对于学习新知识起到重要作用，这也为研究注意力如何影响在教学环境中的学习提供了一种机制。这些研究结果还表明了通过训练注意力提高学习能力的潜在可能性。

多动症患者在长时间保持注意力方面存在一些问题，难以将目标和计划记在脑中，难以抑制一些潜在的反应。因此，这种疾病的特点是注意力不集中、冲动和多动，并对大脑的功能和结构产生影响。它不仅只针对幼儿，也会对大学生和成年人造成学业和生活上的影响。正念冥想已经被证实可以提高注意力和自我控制能力，且能够改善多动症的核心症状。在最近对正念冥想治疗多动症的有效性分析中，结果显示正念可能有利于减轻多动症症状。因此，正念冥想能够治疗患有多动症的幼儿和成人，以及改善他们学习困难的状况，进而提高学习能力。应该注意的是，使用正念治疗多动症可以考虑使用两种方案：一是提高注意能力以改善注意力缺陷，二是减少冲动和过度活动。这是因为多动症的这两种症状可能会破坏注意力平衡。

二、冲突化解

化解冲突是人类适应和生存的关键自控能力，它对日常生活、学习和工作中做决定和解决问题也是非常重要的。我们先前的试验说明了短期整体身心调节训练（五次，20 分钟/次）提高了解决冲突（执行注意力）的效率。斯特鲁普干扰效应通常被用来作为评估冲突解决方案的黄金准则，当墨水颜色与打印的颜色名字不一致时，人们将花更长的时间来说出墨水的颜色（如“红色”用蓝色墨水打印，代表着“冲突条件”）。因此，研究正念是否也能对人们在斯特鲁普干扰试验中的表现起到积极作用是非常重要的。一项研究发现，长期的正念训练会影响人们在斯特鲁普干扰试验中的表现，而另一项研究却没有发现正念冥想有这样的效果。最近一些研究显示，冥想者在斯特鲁普实验中的表现比对照组成员表现得更好。可是这些试验并不是随机设计的，也没有进行试验对照，因此并不能提供一个令人信服的因果关系结论。

为了检验数小时的正念训练能否提高斯特鲁普效应，我们招募了一些没有训练经验的在校大学生，并将他们随机分成了试验组（整体身心调节训练）和对照组（放松训练），每个人分别接受五次的整体身心调节训练或放松训练。我们发现比起训练前的得分，整体身心调节训练和放松训练组在训练后，对于字色一致的、字色非一致的、字色无关的情况反应时间均有显著减少。冲突分数是指字色一致情况与字色非一致情况之间的差异，冲突反应时间评分的前后差异仅对整体身心调节训练群体有重要意义。在训练前，整体身心调节训练组和放松训练组在反应时间和准确率分数上并没有显著区别。然而在训练后，与对照组相比，实验组在斯特鲁普试验中展示了更好的表现，体现在字色一致的、字色非一致的、字色无关的情况下明显有更快的反应速度以及更小的冲突分数。在准确性方面，两组的各个阶段都没有表现出显著区别，两个阶段之间也没有显著区别。这些结果显示，在训练后更短的反应时间并不是因为参与者反应的认真程度而下降的。

三、创造力

工作记忆是一种在忽略干扰的情况下，在大脑中保持和处理信息的能力，在学习和日常生活中它扮演着重要角色。创造力(创造表现)对于人类文明的发展和进步也是十分必要的，在我们的社会与生活中也十分重要。因此，许多不同学科的研究者都对培养创造力的训练有着浓厚的兴趣。

托兰斯创造性思维测验是目前应用最广泛的创造性(创造性表现)测试之一。托兰斯创造性思维测验有四个子尺度：流畅性、灵活性、原创性、详细性。

我们将健康大学生随机分为整体身心调节训练组和放松训练组，被试者在一周内完成每天 30 分钟的整体身心调节训练或放松训练。结果发现显著的组别(整体身心调节训练与放松训练)和时间

（训练前与训练后）的交互作用，以及训练对托兰斯创造性思维测验有积极影响。在训练前，两组的托兰斯创造性思维测验结果没有明显差别。然而，整体身心调节组在训练前到训练后的托兰斯创造性思维测试中的得分变化明显优于放松训练组。这些结果表明，进行短期整体身心调节训练比进行相同时间的放松训练能产生更多的创造力。

创造力的提高可能是受各种心理因素影响，如智力、注意力和情绪状态，也会受到创造的流畅性和原创性的影响。因此，我们随后应用正负性情绪量表来评估被试者训练前后积极情绪和消极情绪的分数。相比于放松训练，几小时的整体身心调节训练显著增加积极情绪评分，并明显降低消极情绪评分。因此，短期整体身心调节训练产生了比放松训练更好的情绪状态。这些结果与我们的假设一致，情绪改善可能是使短期冥想后托兰斯创造性思维测验分数提高的一种原因。

我们进一步采用了脑成像技术研究创造力的脑机制。与相同时间的放松训练相比，五小时的整体身心调节训练引起了更多的大脑活动，主要在扣带回、脑岛、壳核、额下回、额中回、顶下小叶和颞上回。根据先前的研究，这些脑活动模式也许说明了如下功能：扣带回与发现矛盾并打破心理定式有关，额下回和额中回在重构问题的表征中起重要作用，脑岛、顶叶下小叶和颞上回与发现错误、理解问题和一般注意控制有关，壳核可以被一种“啊哈”的感觉激活。

值得注意的是，正念冥想有多种形式，其中两种形式是普遍研究的。一种是聚焦注意冥想，需要注意力集中在某一物体上，如呼吸；另一种是开放监控冥想，涉及对瞬间体验的非反应感知。研究表明，不同的正念冥想方式可能会影响认知表现的不同方面，如创造力。

一个研究对比了聚焦注意冥想和开放监控冥想对于创造性任务的影响，这些任务涉及收敛性思维和发散性思维。结果显示，开放监控冥想促进发散性思维（允许产生许多新想法），而聚焦注意冥想不能维持收敛性思维（产生对一个具体问题的一种可能解决方法）。与文献一致的是，我们使用整体身心调节训练的研究也发现，受试者在不同的创造性表现方面有显著提高，这可能是因为整体身心调节训练是开放监控冥想的一种。这些发现也许说明了并不是所有的正念冥想都有提高创造力的效果，不同效果可能是由于不同的注意力和控制力所致。

四、学业成绩

提高注意力和自我控制似乎对识字和算术等教育领域的学习有良好的影响。一项研究发现，在气质和性格量表中表现有较高的自我控制能力的参与者通常有较好的学业成绩，而较强的执行注意力网络与参与者在校的数学成绩有关。因此，我们开展了下面的研究探索。

从初中和高中招募了208名学生（年龄为8～13岁），并随机分入整体身心调节训练组和放松训练组（每组104人）。他们在学年期末考试前的学校午休期间，接受六周的整体身心调节训练或放松训练（周一到周五每天20分钟，共10小时）。整体身心调节训练强调不用费力地调节自己的思想，保持一种放松平静的警觉状态，从而对自己的身体、心理和外部指令有高度的觉知。放松训练包括面部、头部、肩部、手臂、腿部、胸部、背部和腹部上不同肌肉群的放松；闭上眼睛，按照顺序，专注于放松的感觉，通常会产生温暖且厚重的感觉。

注意力控制和情绪调节是自我控制的重要组成部分。我们使用注意力网络测试测量了注意网络的效率，用心境状态量表测量了情绪状态，用瑞文标准智力测量测量了智力分数，用压力觉知量表(PSS)测量了自我应激。学校提供了每个学生每年在学年结束时的学业成绩信息，包括语文、数学和第二语言(英语)。

在训练前，整体身心调节训练和放松训练两个组在测试和评分上没有明显差异。训练后，我们对比了整体身心调节训练组和放松训练组在注意力网络测试、瑞文标准智力测量、心境状态量表、压力觉知量表和学业成绩上的差异。研究发现，10 小时的整体身心调节训练显著提高了执行注意力和警觉注意力，与我们之前的结果一致，整体身心调节训练组显示了更好的自控能力和注意力。而定向注意力在整体身心调节训练之后仅有轻微提高。同样时间的放松训练也提高了注意效率，但没有显著性差别。我们还测试了训练是否能够提高智力水平，结果显示短期的整体身心调节训练能够提高智力，但放松训练之后智力没有显著改善。由于执行注意和自控在大脑前扣带皮层重叠，如果提高了执行注意力的效率，我们会有更好的情绪自控能力。在心境状态量表中，与放松训练相比，整体身心调节训练对愤怒、抑郁、疲劳、焦虑、活力等情绪有明显改善。这些结果显示，短期整体身心调节训练能增强积极情绪，减少负面情绪。同时，整体身心调节训练组也在压力觉知量表中表现更好。此外，整体身心调节训练后显著提高了语文、数学和英语的学业成绩。

研究显示，注意力对于记忆的存储和检索非常重要，自控能力上的个体差异会对学习和生活造成很大影响。多项研究表明，外显学习(如为了回忆而记忆)有着记忆材料的作用，因此能够有意识地被大脑中回忆起来，并且在学习时保持注意力对于学校教育的许多方面也是至关重要的。学习语文、数学、英语时要求重视课程内容和推理关系方面的记忆，同时也需要自我控制来保持更加积极的情绪，减少对学习的压力。整体身心调节训练干预后注意力和情绪的提高也许能够帮助学生在学校更有效的学习，从而在学科测试中获得更好的成绩。

此外，自我控制能力的提高也对学习困难和精神障碍有广泛的作用。比如，自我控制缺陷往往与多动症、情绪障碍、学习困难、成瘾和反社会行为有关。在这个研究中，我们发现 10 小时的整体身心调节训练后智商分数有所提高，而相比我们之前的实验中 2 小时的训练并未带来智力分数的改变，这说明导致不同结果的原因可能是训练时间长短的不同。

注意力网络测试的最近研究结果表明，10 小时的整体身心调节训练提高了执行注意力和警觉注意力网络的效率，而 2 小时的整体身心调节训练只提高了执行注意力，表明整体身心调节训练时长对训练效果有影响。尽管此项研究没有检查大脑活动，先前的研究说明执行注意力是认知和情绪自我控制的一种重要机制。因此，提高执行注意（自控力）的实验应发现前扣带皮层是注意力网络的一个重要节点。我们推测在整体身心调节训练后这个自控网络的激活或连接增强是行为和学业成绩变化的重要神经机制，将来的研究应该着重探寻训练时长与学习科目的提高、训练的持久效果与学校学科的一般性关系。

总体来说，上述结果表明，简单短时的正念训练可以加入当前的学校系统课程中，以用来提高学科成绩。

五、内隐学习

尽管外显学习和记忆是学习成功的关键，但内隐学习也对我们的日常生活和身体健康有非常重要的影响，如语言学习、环境适应、养成习惯，因为这些过程往往是在没有直接目标导向的认知、意图下发生的。正如之前所讨论的，正念训练能够促进外显学习，那么正念会影响内隐学习这种没有学习意图或没有意识到学习内容的学习方式吗？通过概率性内隐序列学习，来检验假设为更高特质正念与减少的内隐学习有关的试验。在这个连续学习试验中，第一个三重态表示一个高概率三重态，第二个三重态表示一个低概率三重态。参与者查看事件序列，并被要求对某些特定目标做出反应，其目的是让参与者内隐地学习这些序列和规律。

倾向性正念在广泛的认知任务上有更好的表现，如持续地集中注意力、抑制控制任务等，这些任务都需要通过大脑前额背侧区域的意识控制。概率性内隐序列学习研究强调了皮层下结构对于这种内隐学习的作用，尤其是纹状体(而不是前额皮层)。重要的是，隐式概率序列学习因前沿控制过程的参与被削弱，如概率性内隐序列学习可提高抑制性 θ 波在背外侧的突然刺激。

在两个试验中，健康的大学生和中老年人完成了用来测量倾向性正念的正念注意觉知量表和测量内隐学习能力的概率性内隐序列学习。与预想的结果一致，正念与内隐学习得分呈负相关(正念注意觉知量表分数越高，内隐学习得分越低)。这结果也许显示了对正念的权衡：如果涉及需要花费较多努力的练习过程，那么它会给某些功能领域带来好处，但不会给内隐学习带来好处，这是由于内隐学习可能涉及与之相反的大脑机制。

如果一种形式的正念冥想只需要较少的努力或不需要努力，那么内隐学习会出现什么情况呢？整体身心调节训练起源于古老的东方传统，包括传统的中医药和禅修。正如我们之前讨论的，这种训练强调不花费努力或较少努力来控制思想，达到一种身体、心理、环境和谐且有高度意识的宁静的警觉状态。大量的随机临床试验表明，整体身心调节训练通过中枢神经系统和自主神经系统的相互作用来提高注意力和自控力，提高神经兴奋性。为了检验花费更少努力的正念可以提高内隐学习的假设，我们寻找了 30 位健康的成年人（平均年龄为 55 岁），并将他们随机分入整体身心调节训练组和体育锻炼组。训练 10 天后（每天 1 小时）发现，整体身心调节训练组的内隐学习效果比体育锻炼组更好。此外，整体身心调节训练组的纹状体灰质显著活跃，包括往往会随着年龄增加而使灰质减少的尾状核和壳核。这些结果显示，正念冥想，如花费较少努力或毫不费力的整体身心调节训练能够提高内隐学习能力。总体来说，某些正念技术和练习策略似乎对隐性学习是有积极帮助的。

值得注意的是，本章主要关注的是基于知识的学习和教育成果的正念效果。因为正念会提高自控力，这也能帮助性格发展，如擅于情绪调节、对事物坚持不懈等特征等，所有这些在学校生活、职业生涯和人际关系中都是非常重要的。正如一只鸟有双翼一样，知识学习和性格发展如同双翼，缺一不可。

第七章　正念在健康和精神障碍康复方面的应用

摘要：自控能力是人类适应能力的重要的组成部分，而且也影响着自身的健康与幸福。与自控缺陷有关的疾病比较常见，并且都与各种各样的行为问题以及精神障碍有关。本章节主要描述正念对减压、免疫功能、成瘾行为、多动症、抑郁症和衰老等问题的影响。我们认为正念会对自身健康和幸福产生积极影响，此外，它也能促进健康习惯和生活方式的养成。

关键词：成瘾行为　多动症　衰老　减压　免疫功能　抑郁症

一、减压和免疫功能

压力的大小对自身健康和精神疾病的产生都有着重要影响，精神压力会导致压力性皮质醇的分泌。尽管心理-神经-内分泌应答对压力下的生理以及心理维稳有益处，但皮质醇的过度释放会抑制各方面的免疫功能，对健康产生不利的影响。我们的研究调查了在急性应激前后唾液分泌型免疫球蛋白 A、免疫功能指数和皮质醇的动态变化，并且分析了分泌型免疫球蛋白 A 和皮质醇之间的关系。所有健康的实验对象都要经历一次急性应激测试（心算挑战），在应激测试之前、应激测试刚结束以及应激测试结束 20 分钟后，分别对唾液中的皮质醇和分泌型免疫球蛋白 A 应答进行评估。我们发现在心算挑战后唾液皮质醇和分泌型免疫球蛋白 A 的水平都有明显提高，这表明压力任务是非常成功的，但是分泌型免疫球蛋白 A 水平的提高是短暂的、不持久的。在压力后 20 分钟时间内，受试者分泌型免疫球蛋白 A 的下降与皮质醇的升高有显著的关系。这些结果可能帮助确定有效干预的时机，从而减少皮质醇的过度分泌和改善黏膜免疫功能。因此在研究中，压力测试后 20 分钟这段时期是一个测量应激荷尔蒙和免疫功能的变化的重要的时间窗口。

正念训练的效果与训练次数有关吗？先前的研究表明，与放松训练的对照组相比，五次整体身心调节训练组在急性应激刚结束后立即进行训练可以有效地降低唾液皮质醇，然而五次调节法训练没有影响皮质醇的基础分泌（基线水平）。为了探索增加整体身心调节训练的次数是否能够降低基础皮质醇的水平，我们对健康的大学生进行了另一个研究，并且随机安排他们进行四周（20 次 30 分钟训练）的整体身心调节训练或放松训练。我们对训练之前以及压力干预训练的四个阶段（休息、压力、两周和四周后）唾液皮质醇水平进行评估，在两周和四周的训练后整体身心调节训练组的基础皮质醇水平相对于放松训练组明显降低。这些结果显示，当训练量增加时，整体身心调节法使基础内分泌系统发生改变，表现为被试者在日常生活中压力水平的降低。我们推断皮质醇水平会随着整体身心调节训练呈剂量依赖性改变。

如果皮质醇水平与整体身心调节训练的次数有关，那么免疫功能的分泌型免疫球蛋白 A 会发生怎样的变化呢？我们已经知道，五次整体身心调节训练组与给予相同次数的放松训练对照组比较，在急性应激后立即进行的训练可以增加唾液分泌型免疫球蛋白 A 的释放。但是，这个训练量并没有影响分泌型免疫球蛋白 A 的基础分泌。目前的研究致力于回答这个问题，并判断增加整体身心调节训练的数量是否可以增加基础分泌型免疫球蛋白 A 的水平，而基础分泌型免疫球蛋白 A 的水平的提高可以改善黏膜的免疫功能。健康的大学生被随机分配到四周整体身心调节训练组或者放松训练对照组，检测在训练前以及两周和四周的训练后的三个阶段的基础唾液分泌型免疫球蛋白 A 水平。我们发现，整体身心调节训练组的基础分泌型免疫球蛋白 A 水平出现显著提高，而对照组没有。相对于对照组，调节组中急性应激后的整体身心调节训练可以显著增加分泌型免疫球蛋白 A 的释放，而且四周的训练相较于两周的训练影响更大。这些研究表明，随着训练量的增加，整体身心调节训练可以使基础免疫功能发生改变。总之，正念整体身心调节训练能够显著减少压力荷尔蒙皮质醇并增加免疫功能分泌型免疫球蛋白 A，这些会对健康产生积极的影响。

二、多动症

本章讨论多动症的大脑机制，并探究基于大脑机制的有效治疗多动症的方案。多动症是一种以易冲动、多动且不能集中注意力为主要表现的慢性神经发育紊乱性精神障碍。研究表明，多动症会对大脑的功能和构造有影响，并会在生活和学业上对儿童、青少年以及大学生造成影响，但是大脑异常是多动症引发的结果还是造成多动症的原因目前仍然不清晰。

在多动症患者的大脑中，前额皮质、纹状体、丘脑以及包括小脑在内的运动系统经常会表现功能障碍。这些神经回路在灵活的行为方面起着必要的作用，而神经回路的功能障碍会增加行为问题和多动症等症状的风险。大脑功能结构的神经影像已经确定了大脑异常与多动症有关，包括前扣带皮层——额顶叶认知注意网络在内的脑区功能减退。荟萃(Meta)分析也展示了在多动症中，腹侧纹状体的低反应性，包括注意力自我控制网络、运动系统、奖赏和基于反馈处理系统在内的神经系统的主要组分都与多动症有关。与这些网络功能障碍有关的多动症神经影像研究也都与注意力不集中、易冲动和多动行为这些主要症状有关。这几条指标是多动症预防、介入、诊断和治疗的生物标记。但是，这些网络异常不是导致多动症的唯一因素，相反，它们是多动症病理生理学的一部分。为了充分表征疾病，基于最近处理大脑功能障碍的系统神经科学方法的进展，我们也可以认为除了前额叶-纹状体的通路以外，神经系统的大部分网络都与多动症有关。

一个美国的调查发现，9.5%学龄儿童中患有多动症，但是在法国等欧洲国家被诊断患有多动症的儿童的比例要低得多。这是因为在美国，多动症被认为是一种生物障碍，而且像利他林这样的兴奋剂更偏向于用于对生物因素和症状的治疗。相反，法国精神病学家认为，多动症与社会心理以及社会因素有关。因此他们采用心理疗法或者家庭心理咨询来治疗潜在社会环境问题，而不是致力于用药来治疗行为问题。在笔者看来，多动症既涉及生物学方面又涉及心理学方面，因此，综合生物学和心理学两方面的方法才可能有效地治疗多动症。

在西方文化中，许多没有被诊断为多动症的学生也会服用治疗精神紊乱的药物，因为他们相信这可以改善自己的注意力、认知能力以及学习能力。但是，服用这些药物会存在许多健康风险和副作用，如这些兴奋剂类的药物会降低食欲，引起睡眠困难和其他症状。

事实上，除了药物，多动症的治疗方法至少需要心态改变、保持健康的饮食习惯、运动养生、正念训练以及家庭和社会的支持。心态指的是稳定的精神状态和思维方式，以及可以预先确定我们应对各种情况的反应和状态，更像是一种习惯。倘若一个人拥有固定的心态，那么她或他会相信智力和才能仅仅是固定不变的特质，这种心态会限制学生的努力和表现。同样地，我们常常认为多动症是一种障碍，并且只能依赖药物治疗。如果我们可以通过改变心态，把多动症作为一份礼物而不是一种诅咒，把它作为一种机遇而不是障碍，就可以更加灵活地运用我们本有的力量去抵抗这些失衡症状。这也符合东方的传统思维，通过“平衡”的观点和方法来驾驭大脑的力量和创造一个健康的生活。

正念会对多动症产生积极的影响，除了药理学和行为学的治疗以外，正念冥想也可以改善注意力和自控能力。考虑到注意力不集中是多动症患者的核心症状，且自控能力不足在多动症患者中也很常见，而正念恰好能够提高这些能力并能参与多动症的治疗达到缓解多动症症状的效果。我们在此建议将正念冥想的整体平移模型作为多动症的预防战略。就像在第二章所说的，正念冥想至少包括三个组成部分(加强注意力调控、提高情绪管理、提升自我意识)，其互相之间的紧密作用来构成一个增强自律性的过程，这些都可以作用于多动症的核心症状。

我们和其他人的研究都表明，由于正念训练可以被细分为有关集中注意力的训练和开放监控当下经历的训练，所以其可以通过改善前扣带皮层、内侧前额叶皮质区、纹状体及其他脑区的活动和连通，对注意力的控制、情绪的控制以及执行力产生影响。这两种方法涉及不同的注意力、自我控制的网络，可能有助于改善不同的多动症症状。例如，注意力不集中意味着大脑的功能减退以至于不能支撑日常生活的注意力功能；相反，注意力亢奋则表明了过度活跃，如容易冲动。因此，聚焦注意冥想训练和开放监控冥想训练开放的正念训练，可以在临床实践中帮助解决注意力的两个极端的问题。于是，采用正念训练来治疗多动症的方法应该至少考虑两个方案：一个是改善注意力来减轻注意力不集中的状况，另一个是减少冲动和多动。这些不同的方法作用于多动症症状的这两个方面，可以帮助重新平衡注意力。

三、成瘾行为

成瘾行为的研究已经确定为额中线的异常，其中包括前扣带皮层、前额叶皮质区、纹状体以及其他脑区，这些主要与自控网络有关。一份来自俄勒冈大学的斯特鲁普试验研究表明（执行功能指数），青春期长期吸大麻的人不能解决与前扣带皮层相关的低效率执行网络引起的冲突。在任何情况下，加强前扣带皮层的活动性和连通性的正念训练，都可能会对成瘾行为的预防和治疗有所帮助。

为了证实假设，我们招募了对普通减压干预有兴趣的吸烟者和非吸烟者，并将他们随机分配到整体身心调节训练组（实验组）或者放松训练组(对照组)。在训练前,我们比较了吸烟者和非吸烟者,发现在测试期间吸烟者的前扣带皮层和前额叶皮质区的自控相关网络活动性有所降低,这表明其自控系统的受损,也与过去研究表明在休息时吸烟者比非吸烟者的前扣带皮层和前额叶皮质区的活动性要低得多的结果相一致。我们给予了参与者两周的整体身心调节训练或放松训练训练(每课30分钟且总共五小时)。在吸烟者中,两周的整体身心调节训练训练使得60%的人减少吸烟,30%的人戒掉了烟瘾,并显著地降低了他们的吸烟欲望。但是在放松训练对照组中的参与者却没有出现吸烟欲望的显著减少。放松训练组的大脑影像显示,整体身心调节训练试验组的有关自控的前扣带皮层、前额叶皮质区脑区的活动性是有所提高的。这些结果表明短暂的正念冥想可以改善自控能力并且减少吸烟的欲望。

吸烟导致每年五百多万人的死亡,但是尝试帮助人们戒烟或减少吸烟的量往往会失败,一部分原因或许是放弃吸烟的意图会刺激有关欲望的大脑网络。在经历了五小时的整体身心调节训练的吸烟者与经历五小时的放松训练的非吸烟者对比的随机化研究中,我们测试了这种意图是否与吸烟减少有关。我们发现有意的戒烟意图不会对戒烟或减少吸烟产生重大影响。这些结果表明短暂的正念冥想可以无意识地去做这些事来改善自控能力并减少吸烟。但是,我们如何解释这些发现呢?

双通路模型可用于解释改变成瘾行为无意识(隐性)和有意识(显性)加工过程。无意识指的是对有关成瘾的物质线索产生的注意力或记忆力偏差,相反,有意识与动机有关,指的是能够被人们说出来的有意识的目的。由于短暂的整体身心调节训练可以通过无意识去做这件事来改变吸烟的行为习惯,有可能烟瘾是在无意识状态下通过即刻发生的无意过程中形成的。例如,反复吸烟行为的过程中,吸烟与各种积极或消极状态之间发生了联想学习。当吸烟的相关线索出现时,他们能够引起不同的情感状态,于是引发了吸烟的欲望。后来,这个上瘾循环会变成习惯性、无意识性,从而导致线索诱导的吸烟行为大部分发生在无意识情况下。于是,有意识的戒断不会对减少吸烟产生重大影响,相反,短暂的整体身心调节训练可以改变这种主要源于隐性和显性控制的吸烟行为。这些结果表明正念冥想能够产生无意识的影响,即使上瘾个体不知道正念训练是用来帮助减少毒品摄入的。

许多其他的上瘾形式,如可卡因、大麻、酒精的上瘾,也都与自我控制不足有关,值得一提的是研究发现这些上瘾行为与前扣带皮层、前额叶皮质区、纹状体和其他大脑网络的运行有关。这些脑区可以被短期的整体身心调节训练或者其他形式的正念训练所改善,这表明正念训练是一种针对物质滥用的有效干预办法。基于我们和其他人的发现,我们设计了自控网络和上瘾模型,如图 7 所示。

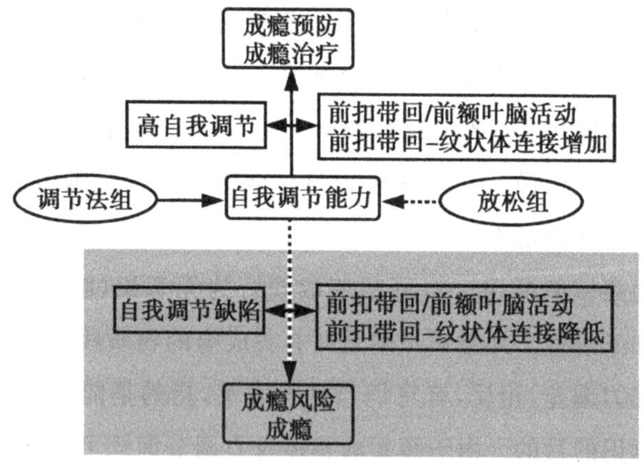

图 7 正念对药物依赖的防治

正念训练对改善过度饮食行为和减肥有作用吗？我们大脑寻找直接奖赏基本上是固定不变的。因此，许多人过度饮食导致的肥胖或者吸毒成瘾就不那么令人惊奇了。尽管食物摄入和体重都是在自我平衡的调节中，但是当可以吃到美食时，抵抗食欲的能力就取决于自我控制了。抵抗食欲的能力需要自上而下的控制来抑制这种条件反射，因为这种条件反射会产生饮食的满足感和进食欲望。影像学研究表明，肥胖的实验对象可能有多巴胺能通路的损伤，多巴胺能通路可以调节与奖赏、调理、控制相关的神经元系统。由于通过下丘脑调节能量平衡（自我平衡的过程）的神经肽也能调节多巴胺细胞的活性，并且它们会向某些区域投射涉及潜在食物摄入的奖赏过程。我们推测造成肥胖的机制可能是过度饮食后，对自我平衡信号带来的抵抗抑制了奖励敏感性、条件反射、控制回路的功能。

研究表明，有意注意食欲信号会影响持续的或后来的积极行为。在看电视期间，看到食物广告也会引发无意识的食欲从而导致肥胖，这表明了食物广告也会成为引起无意识进食行为的元凶。正念冥想已经在改善食用行为、治疗肥胖，以及控制体重等方面显示出了作用。这些研究都支持正念训练可以改变肥胖相关的饮食行为，尤其是在控制暴饮暴食、情绪化饮食以及外出饮食方面有突出功效。其中一个原因可能是正念训练后自控能力得到了提高，另一个原因可能是经由正念进行了有意识与无意识管理的过程。但是，要判定正念冥想的比较效果和长期影响，仍然需要更多的实证工作。

吸毒成瘾和肥胖之间似乎有几个相同的特点。两者都被定义为“障碍”，在这些“障碍”中，相对于其他奖励，特定类型的奖励（食物或药物）的显著性被放大。毒品和食物都会引起通过大脑奖赏中心的多巴胺迅速增加，而多巴胺的迅速增加会影响那些脆弱个体的大脑自我平衡调控机制。这些相似之处让我们对了解成瘾行为与肥胖之间的共同点产生了兴趣。越来越多的证据表明，能量平衡的打破会影响到奖赏回路，并且奖赏食物的过度食用会导致奖赏回路的改变，这会导致出现类似于成瘾行为的强制性食物摄入行为。成瘾行为研究已经产生了新的证据，暗示了基于成瘾行为的神经递质和某些形式的肥胖之间有共同点。大脑影像显示肥胖和有毒瘾的人都遭受着多巴胺能通路的损害，多巴胺能通路不仅能调节与奖赏和动机有关的神经系统，而且可以控制与调节应激反应以及内部意识有关的神经系统，而正念训练可以加强并改善这些过程。

总之，研究表明，肥胖、赌瘾、毒瘾、网瘾等各种成瘾行为均可以通过加强大脑中自控网络的训练来戒除。以大脑为基础的干预，加强自我控制能力与正确动机相结合，以达成自控能力改善，这可能是成瘾治疗的有效方法。

四、平衡、成功地衰老

随着世界人口的快速老化，学习如何去促进和保护重要的社交、认知、情绪功能就变得相当重要，这些功能可以让年长的人拥有自主、平衡、健康的生活，有时会被认为是成功地变老。但我们更偏向于使用平衡、成功地衰老，因为平衡是健康和成功的标志。当人们衰老时，认知能力和大脑功能会有所降低，虽然这个过程中不一定有疾病发生，但认知减退一般会在进行衰老的过程中被观察到。要想理解健康人群中的认知老化，我们首先要讨论大脑休息状态时的默认网络以及其发生的构造改变。

大脑静息状态下的衰老。当一个人不关注外界时，默认网络常常是高活跃的，尽管大脑是静息的但是确实是有意识的，如心智游移和做白日梦时。不过当人们在考虑自己和他人的时候，默认网络也是活跃的。默认网络显示了其目标导向或引人注意任务的失活，被看作是消极任务网络。默认网络主要包括了前额叶内侧（前额叶内侧皮质区）、扣带回后部（后扣带回）、楔前叶的前面部分，研究已经显示了在进行性老化过程中这种网络的退化。例如，一项对19～93岁成年人的研究表明，老化时正常的大脑功能网络活动的显著减退，尤其是默认网络的前部到后部的连接损坏最严重。而且，这种减退在未患阿尔默兹海默病的老年人中是相当严重的，这表明正常衰老过程中认知能力减退是由默认网络功能破坏引起的。

正念对默认模式网络的影响。鉴于默认网络占用了大脑90％的资源，尤其是在什么事情都不做的时候，如果我们能够改变默认网络的活动模式，从而节约大脑资源，那么这将会显著改善学习和认知表现。我们针对年轻人的随机对照实验研究表明，相较于放松训练，五次整体身心调节训练（每次课程30分钟）显著降低了默认网络前部的活性，但是升高了前扣带皮层和纹状体（自我控制和奖赏网络）的大脑活性，这通过短暂的正念训练改变默认网络是可能的和可行的。我们发现在短暂的整体身心调节训练之后，注意力、工作记忆、创造、问题解决、斯特鲁普试效应、内隐学习等各种认知过程都产生了显著改善。这些结果表明即使是简短的正念训练也能够节约大脑资源，改善学习和认知表现。

默认网络、后扣带回的后部是一个高度联通的代谢活跃脑区。最近研究表明它们参与了认知过程，后扣带回在阿尔默兹海默患者中表现出可见淀粉样沉淀和使其新陈代谢减弱。神经影像研究显示了在阿尔默兹海默病、精神分裂症、孤独症、抑郁症、多动症、外伤性脑损伤以及老龄化等一系列神经病与精神病障碍中后扣带回的异常。这提出了一个问题：正念是否可以改善后扣带回的活性或默认网络前后部的连通性，从而减轻认知减退、衰老、行为问题以及精神障碍。我们在纵向随机研究中探索了这种假设，这个研究是中美研究团队之间的跨领域合作的成果，包含了一个针对受到两种不同训练方法（整体身心调节训练与身体锻炼）的老龄化人口的 10 年跟踪研究，这两种训练方式以前都显示可以改善成年人和老年人的认知能力和大脑功能。在比较进行身体锻炼和进行正念训练之后的老龄化人群，我们发现注意力、学习、创造等各种认知功能出现显著改善。此外，还发现默认网络的前后部的连通性发生了改善，这表明纵向正念训练可能通过减轻默认模式网络的功能损坏，对正常老龄化中的认知力减退有可逆性作用。

大脑结构自始至终是在不断改变的。在健康老龄化过程中（未患痴呆或阿尔兹海默病），除了有执行功能、处理速度、情境记忆以及大脑休息状态的认知能力减退，大脑结构也会发生改变。研究表明在健康老龄化中，大脑体积会发生萎缩，而脑室系统会扩张。一般来说，发生最严重萎缩的部位是额叶与颞叶皮质以及纹状体、丘脑、伏隔核的硬膜。最近一篇综述文章总结了大脑增龄性变化的核磁共振研究，并得出了相同的结论。此外，追踪观察皮质厚度和皮质下体积的变化，发现大部分脑区每年萎缩 0.5%～1.0%。为了测试正念训练是否能够引发更多的大脑灰质变化，我们对老年人（平均年龄 55 岁）进行了核磁共振的研究。我们发现，相效于对照的锻炼组，10 年的整体身心调节训练显著提高社会心理行为、认知能力（如注意力、记忆力、学习能力）、皮质醇生理指标、免疫功能分泌型免疫球蛋白 A，以及大脑功能和结构变化。最重要的是，一个涉及隐性技能学习和习惯形成的关键脑区纹状体，其功能会随着老龄化而减退，但是在整体身心调节训练后，其结构可塑性有所改善，纹状体灰质结构反而增加。这表明老龄化人群的大脑老化和学习能力不足有着潜在的可逆性。我们相信这些研究终将引导更有效的大脑健康和自我管理技能提供帮助。

似乎神经元的萎缩、突触棘的减少、突触数量的降低会导致大脑皮质的萎缩。但是，有髓鞘的轴突的长度在老化期间也会大幅度缩短，几乎高达50%。这可能会阐明针对老龄化时大脑中髓鞘的生长和修复的训练以及介入方法的设计。就像我们上面讨论的，5～10小时的整体身心调节训练能够显著改善与自控网络相关的轴突密度和髓鞘形成，这表明了对老龄化人口的预防和介入的可能。

总之，老龄化涉及各种认知能力减退、不健康的身心状况以及大脑功能结构的减退。正念冥想已经显示出对注意力、自控力的积极作用，并对人生中的健康有益处。因此，它可以作为预防性的干预来培育认知能力、提高情绪调节能力，以及缓解老龄化相关的身心状况和问题。

五、情绪障碍

情绪障碍指的是以情绪的高涨或低落为特征的心理障碍，如抑郁症（或重度抑郁障碍）和躁郁症。躁郁症是情绪极度高涨（狂躁）与极度低落的结合，但在这我们用抑郁症作为例子来探索正念冥想后能改善抑郁的潜在的大脑机制。

重度抑郁障碍，也简称为抑郁症，具有普遍而持久的情绪低落、和对正常娱乐活动失去兴趣的特点，研究表明抑郁症与自控能力不足有关。之前研究证明正念训练能够减轻由于自控力不足产生的不良后果，从而帮助遭受抑郁情绪与行为异常的患者。几个临床试验已经探究了正念对抑郁症和其他情绪障碍的影响，只不过只有几个研究调查了正念冥想后的大脑变化。

抑郁症与不同的前扣带皮层亚区有关，前扣带皮层的几个亚区在抑郁相关障碍中的作用是非常重要的。例如，前扣带皮层前部的基础葡萄糖代谢的加快似乎是抑郁治疗反应的预测指标，并且抑郁症患者前扣带皮层前膝部已经显出了活动减退，而且抑郁症也影响了前扣带皮层的结构。我们发现，在抑郁症患者前扣带皮层前部的灰质减少会发展到前扣带皮层背部。这些结果表明在抑郁症的治疗和预防中，改善与自控能力有关的前扣带皮层前膝部和前扣带皮层背部的结构可塑性就是关键点。

最新数据表明，执行功能障碍或自控能力不足是抑郁症的重要特征，并且抑郁症的恢复是在执行功能障碍正常化之前。为了测试在正念训练介入之后执行功能和抑郁症患者大脑机制之间的关系，我们将整体身心调节训练应用在随机对照实验研究中。66 名大学生被招募并分到两个组（33 个临床诊断患有抑郁症和 33 个健康对照，年龄、教育程度、性别都相匹配）。他们要接受一个月的整体身心调节训练介入训练（每次课程 30 分钟，总共 10 小时）。我们用“Go/No-go 联想任务”和注意力网络测试任务（患者组与健康组）来测量自控能力。在前期实验中，“Go/No-go 联想任务”的精度显示显著下降，表明了抑郁症组的执行功能障碍和自控力不足。但是，在后期测试中，两组之间的区别就不那么显著，这表明了执行功能有所改善。之后进行的注意力网络测试任务我们也发现了类似的结果。在前期测试中，执行功能的冲突解决（患者组与健康组）是显著的，但是在后期测试中，就没有那么显著了。此外，在抑郁症患者组的后期测试中，抑郁的临床症状出现了显著的改善。这些结果表明抑郁症的恢复需要执行功能障碍的正常化。如果抑郁症症状在行为层次上有所改善，那么大脑反应又是如何支持这积极结果的呢？我们用单光子发射计算机断层成像技术(SPECT)进行神经影像研究，来测量10小时整体身心调节训练前后的脑血流量的变化。我们发现在前期测试中，抑郁症患者组相较于健康对照组来说，总的脑血流量减少，但是在后期测试中，在患者组中可以发现其前扣带皮层、前额叶皮质区和纹状体的脑血流量显著增加，这表明了有关自控的大脑区域的功能恢复。结合抑郁症状的改善，我们研究表明，短期的正念训练能够通过加强大脑的自控网络来改善自控力，从而治疗抑郁症。

总之，以往研究结果表明正念训练是一种对健康、幸福，以及对压力相关障碍、成瘾行为、多动症和情绪症等精神障碍有帮助的介入技术。尽管这些研究是有前景的，但是未来的工作仍需要用更多严密的随机对照试验研究、样本研究来重复证明这些发现，并付诸临床应用，将这些新发现扩展成最适宜的技术。

第八章　学习和练习正念的领悟

摘要：人们对正念冥想的学习和练习还存在很多误区。本章指出了几个对正念常见的误区，旨在帮助读者洞察如何正确地学习和修炼正念。学习正念的方法有很多种，但是大体上有两种策略：外显学习和内隐学习。大多数人只相信也只使用外显方式来学习正念冥想，从而忽视了内隐学习的价值，其实内隐学习也是一个有效的方法。基于笔者多年的整体身心调节训练的实践和教学经验，本章提出了一个新颖而有效的方法来进行正念训练，这种方法既可以用于外显学习又可以用于内隐学习。

关键词：正念学习　正念练习　常见误区　洞明顿悟　内隐学习

一、错误的学习方法

约翰查阅了很多关于正念冥想的文献，决定亲自学习。然后他买了几本关于正念的书，细细学习正念练习的观念和知识。他也在网上查阅、下载了很多实用的材料，如正念指导手册。虽然他认真按照手册的要求做了，但还是没能真正进入书和手册中描述的那种“正念的状态”。于是他认为，虽然有时候他会有放松的感觉，但大部分正念练习都是枯燥又不舒服的。经过几周的练习，约翰放弃了，认为正念冥想可能对他没有用。这个故事反映了人们对正念学习和练习的常见误区。

绝大多数人通过概念和知识的形式获得新技能。所以，他们学习正念的时候也是按照概念和知识来学习（比如参考正念冥想手册），而不是直接的体验。可以想象这样的一个画面：没有人会拿着一本手册学习游泳，这样的学习是很难学好类似游泳这类技能的。如果你请教别人如何学习骑车或者游泳，别人会这么和你说：“就直接去练习就好了。”即使你已经学会这项技能了，如果再让你描述怎么在水里浮起来或者骑车的时候怎么把握平衡，你也不一定能够准确地描述出来，因为这是一个不同的学习——隐性学习，即是一种直接的、无意识的方式，通常难以用语言描述。在日常生活中，每晚你躺在床上，准备睡觉，你的身体自然地知道什么样的姿势最放松、最适合休息。在这个过程中，手册书和言语的指令就没有了用处，你只需要跟随着那些与生俱来的感受——你身体的韵律和判断，就能够入睡。同样地，在正念的学习中，最好的办法就是先实践和体验，然后再去理解和概念化。一个有经验的教练和导师可以把你引导到一个更深的状态，带来直接的体验共鸣，我们经常用这个手段指导初学者在整体身心调节训练上的学习和练习。在组织行为学的领域，许多研究表明，一个好领导可以影响、促进跟随者的情绪和行为，以及跟随者大脑的活动。

人们相信阅读的目的是促进知识的增长，这样的定义没有错。

但是，阅读的核心不是文字和概念，因为文字和概念只是在你快速进步时脚下的石头。在禅宗的境界里，这被称为“指月”，文字和授课是“手指”，而那些眼睛凝视在手指上的人什么也看不见。即使能看见月亮，也永远看不见它的美，所以，月亮才是你真正追求的。这样的比喻可以帮助你思考如何有效地练习正念。

二、错误的训练方法

美国文化强调了更多的努力和控制，其中努力是一个提高性能和达到目的的方法。然而，这种手段并不适合正念的学习和练习。事实上，一些东方传统中，更倾向于使用完全自然和不加计划的方式，产生不费力（注意力和行动）的改变，因为这样的方式更适用于自发行为的产生。同样，“试图不去费力”近期已经被西方学者提议为另一个改善的方式，这表明“费力”的和“不费力”的方法都是很有帮助的。

关于“正念的心态需要更强大的认知活动去控制，并且需要清除所有思维”的说法是不对的，因为这样做的话，你有意或无意就把自己的思维当成了敌人，希望能杜绝思维的产生。如果你的身体和精神状态没有改变，那思维的部分其实也不会改变。事实上，正确的“费力”和合适的控制是有效进行正念练习的关键。不管是否在练习正念，我们常常把大量的努力用在对呼吸、思维以及身体的感受和察觉的体会中。但是，过于努力的练习会使我们的心念疲劳，甚至增加的皮质醇等应激激素的分泌，可以恶化和损毁身体以大脑的精神状态。一些研究表明，在初修阶段，一些不利的活动会在强化的正念冥想中产生。所以，对我们的心力和正念练习来说，使用精神控制并不是一种自然的方式。用很多精力去努力把控一个注意对象是非常难也很不自然的，因为我们限制了自己的注意力而变得狭隘和停滞不前，但事实是运用我们自然的精神状态，用有活力的、放松的、流畅的、自发的心态去练习是最好的。努力控制精神思维是第二个我们对正念冥想学习和练习的共有误解。

在自然环境中，来自一棵树的两个种子在不同的环境下长得也会有所不同，这表明了环境对生长的影响。组织行为学的研究表明，领导者的影响力会对跟随者大脑和行为产生影响，这种现象也叫作感染效应。在体育界，百万美元聘请的教练可以建立一个世界级的练习课程，从而帮助运动员成功，获得最优的成绩。同样地，一个训练有素的正念教练或导师会对受训者的练习和正念状态产生巨大的影响。举个例子，训练时，一个整体身心调节训练教练创造了一个良好的环境，提供了好的教学方法，给受训者有效的学习和练习的体验，教练让参与者自然而然地感觉到了那些超越了语言和逻辑的力量和觉知。相反，照搬照抄指令和手册书不会有作用，因为正念训练是超越了语言的过程。另外，我们也会用比喻作为整体身心调节训练的教学以促进正念的状态。例如，你用手握住了一杯冰水，你会很快感觉到冷，而这个过程其实毫不费力就能感觉到的。另一个例子是，一个整体身心调节训练的教练描述这样一个自然的情景，好比抓住一缕阳光，你的精神显出震撼的刹那，或是感受到了一阵微风，在这个时候，正念会充满全部身心。整体身心调节训练的教练会帮助你尽可能长时间地关注这样的时刻，让精神得到放松和改善。另外，一个整体身心调节训练教练可以帮助你直接体验到那些超越了语言和思维过程的感受和觉知，换句话说，自己可以直接体验到正念练习，而不用“在思想上闭门造车”，通过不断的练习，可以体验到“超乎寻常”的感觉。简言之，即使不知道如何种苹果树，也可以品尝到苹果。

如图8所示(见文后彩页),妄想心和疲劳心是两个未受过训练的极端心念。网络训练,如计算机式认知训练和适应性工作记忆训练,需要不断地练习(花费努力练习)从而提高表现,然而状态训练如整体身心调节训练正念冥想可以通过不花努力地练习改变来身心状态。最理想的平衡境界(注意力平衡状态)是这样的:可以诱发出最有效的表现——最深的正念状态。

三、如何正确处理“期待心”

人们对正念冥想的第三个常见误区是对期待效应的处理。珍妮弗是一位教授,她对佛学、心理学、生理学、正念和瑜伽有着很大的兴趣。在过去的30年里,她积累了很多这方面的知识,但不幸的是,她从来没有一次真正的、直接的正念体验。当她在大学里看到一系列的整体身心调节训练的研究,她发现里面大部分学生在没有相关知识背景和体验的基础下,通过高水平的整体身心调节训练教练的指导,也可以进入正念冥想的状态,这使她联系了我,希望能够进行一个阶段的试验。我们邀请她在晚上八点进行整体身心调节训练,但是她迟到了,只能找到一个靠近会议室大门的位置,那个位置靠近路边也非常吵。她不知道任何关于整体身心调节训练的内容,之前也没有对整体身心调节训练有相关的了解和期待。所以,她只好自然而然地跟着教练的指导意见练习,这其实是最佳的正念学习和练习的心境。在这个阶段,她深深地进入了正念的状态,第一次有了那种愉悦感受的直接体验。

第二天早上,她直接告诉我,在前一晚上,当她练习整体身心调节训练时,自我完全没有了,在练习的时候,她完全没有意识到时间的流逝,这是多么神奇和奇妙!这样新奇又深刻的体验那么令人着迷，以至于她想要进行第二次整体身心调节训练。当我意识到她对整体身心调节训练带来的某一感受的强烈需求和期待时，我告诉她，即使期待的心情没有扰乱她练习的状态，对某一感受或体验的期待恰恰是冥想状态的障碍，冥想应该是开放的、灵活而无判断的。她自然不相信我，在训练开始前就早早地来了，她和我说为了能再次获得同样的感觉和体验，她特地一下午什么事都没有做，就是为了等晚上训练的开始。如我预料，她没能再次进入昨晚那种深层的整体身心调节训练状态，因为她一直努力控制她的感觉和体验以确保自己能回到之前的状态。最后，她非常失望和沮丧。珍妮弗的故事实际上告诉我们这样一个经验：体验第一，概念第二。

在一系列正念学习的研究中，参与的大学生主要是为了酬金而不是对冥想和知觉的某种体验。所以，他们对任何自己的知觉和体验都是开放而灵活的，也不需要处理像珍妮弗那样的“期待心”。这也和另一个正念练习的重要原则匹配——相信过程。世界上有很多的事情我们是不知道的，但是我们会相信我们所了解的，所以我们常常跟随着我们相信的和偏好走，而不是直接地体验去带领我们的思维、决定和行动。所以，我们的“滤过器”只允许我们看见自己想看的部分世界和事实。在整体身心调节训练的课堂里，我们要求学员通过实践和感受的方式走向学习之路。简单来说，先是体验，然后才是概念化。我们经常建议参与者不要仅仅关注于目的，相反，要明白过程就是结果。

四、身心分离

最后一个的常见误区就是在正念练习时身和心的分离。正如在第三章提到的，身心一体在正念练习中是非常重要的，尤其是在整体身心调节训练的学习和练习中。我们经常相信在正念过程更多的是心理过程,所以就花更多的时间去控制精神。但是在练习时,正念包括了身体和心理的训练,身体大脑和心理不能被分开,二者都是获得正念状态的重要组成部分。基于之前的研究,我们提出正念的状态可以通过两种途径获得——心理途径(如正念)和身体途径(如正身)。正如在第三章描述的那样,正身指的是借助平衡与协调身体的方法,大体、全面地调整身体姿势的练习。例如,在东方传统里,像整体身心调节训练、中医和瑜伽都运用了身心平衡的方法来进入身心一体的状态。值得注意的是,从我们和其他人的研究发现,正身和有氧运动是不同的,因为正身主要激活的是自主神经系统功能中副交感神经的部分,是镇定和放松的。虽然正念经常是通过中枢神经系统(大脑/心理)参与明确的过程(如数自己的呼吸),但正身主要由自主神经系统来调节不明确的过程(如内脏或者内感受的意识)。人们经常相信并且会运用外显学习和练习以达到正念冥想的状态,但是却忽视了内隐学习,其实内隐学习也是一个非常有效地获得像正念这样技能的好方法。基于多年正念练习和教学的经验,我们发现,学习和练习正念的最有效方法就是用外显学习和内隐学习的方法来整合身体(自主神经系统)和心理(中枢神经系统)。

第九章　正念领域的未来方向

摘要：本章节讨论正念领域的未来发展方向，如正念状态或特质、正念中大规模大脑网络动态特性、正念的不同阶段、正念训练的不同状态、个体差异、正念训练与其他训练结合后的效果，以及如何将正念转变成临床训练。

关键词：大规模大脑网络　个体差异　运动训练

一、阐明正念

在第一章节中，我曾阐明过，正念是一种精神状态和直接经验，而不是一种理念。因此，无论正念冥想或训练的名称有没有“正念”这个术语都不应该定义这种程序的本质。相反，正念训练的精确组分和指导语是定义这个程序的关键。正念方法总是包含了几种组分，不存在一种只有一个正念组分的纯粹“正念”。这个章节将讨论几个有关正念领域未来的发展方向，以心态开放和平衡中立的态度与行动，我们相信科学探索和直接经验能够帮助人类获得快乐、和平、慈悲、智慧与自我成长。

二、大规模大脑网络动态特性

以前研究者假设大脑功能可能归因于单一脑区独自运行，但是现在更多的神经影像学证据支持信息处理是大规模网络中分布式大脑区域的动态互动完成的。大规模大脑网络间互动的检测已经成为认知计算神经科学研究，以及正念研究领域的优先事项。大规模大脑网络的科学也为研究神经精神障碍中学习表现力、认知力、情感表达力和社交能力的功能障碍提供了强有力的范例。在我的实验室中，正在使用这些系统的方法(静息与功能的连通性、小世界拓扑学、动态因果模型、多体素模式分析、贝氏网络、机器学习与神经信息学)来研究大脑信息处理的多能级，如与生俱来的注意力、内隐学习能力、工作记忆、学习习惯的形成与改变、认知与社交能力的发展。这些新工具使我们可以理解神经编码(信息表征模式)和动态特征(神经环路如何处理、修改并储存信息)以及解读人们外在行为相关的内在精神状态。这些工具可以帮助我们理解大规模大脑网络如何支持正念训练的不同阶段，以及这些网络如何通过互相作用来建立、维持并转换不同的精神状态。这个研究也可能提示新的干预方法以增强健康个体的自我控制，以及与从整个大脑层面上修复精神障碍。除此之外，这使我们可以用动物和人类模型，针对神经系统进行探究并发展新的渠道——大脑偶联成像技术。

三、正念训练的不同技术与阶段

不同种类的正念训练可能涉及或注重不同组分。在不同的训练技巧中，训练的阶段可能涉及行为、生理功能和大脑活动的差异。最常研究的两种训练是：一是聚焦注意冥想训练，这需要被选择的对象自愿集中注意力；二是开放监控的冥想，这需要对经历内容的无反应实时监控。过去的研究表明，前扣带皮层、前额叶皮质区和局部皮质的某些部分活动在某些阶段与这两种正念技巧都有关，但是结果并不总是一致的。导致不一致结果的一个原因是大多数研究将来自不同正念冥想阶段的测量数据平均化，以此来决定机制或影响；另一个原因是还没有确定相应阶段就将它们进行比较。因此，未来研究应该将正念冥想的过程分成不同的阶段，然后再分析其数据并得出结论。

总之，正念冥想被粗略地分成三个不同的训练阶段：初级、中级、高级。在正念训练过程中每个阶段都需要不同程度的精力。初级和中级阶段需要更多的精力来控制注意力，这与高级阶段不同，高级阶段则不需要那么多精力来控制注意力。初级阶段需要用注意力控制，并常常涉及前额叶腹部皮质区与顶叶区域。在中级阶段，参与者学习去运用适当的精力来处理分心走神。这个过程涉及各种依赖策略运用的大脑网络。在高级阶段，几乎不需要精力，冥想是由腹部前扣带皮层、左脑岛和纹状体的活动来维持，伴有副交感神经的高度活跃。在这个阶段，腹部前额叶皮质区和顶叶皮质的活动有所降低。

四、从状态正念到特质正念

在第四章中，我们讨论了正念的状态和特质，并指出最近研究已经表明我们的信仰和态度是通过我们自己的经验和期望形成的，而这些品格特质是不固定且可以被改变的。但是，在训练后正念状态何时发展并转变成特质依然是未知数。其中一种观点提倡通过一种长期的训练来发展某些特质，我们希望可以改变特质或特征，但是事实上，由于人们仍然会保持过去的行为、性格和习惯，这似乎并不现实。然而，研究已经表明短期的正念训练会引起状态和特质变化。如果这样的话，那什么是此过程的关键因素呢？我们提出了一个假设，大脑结构的变化可能是特质变化的前导以形成新的行为和习惯。

研究表明大脑功能尤其是大脑结构，关联并支持某些性情人格特质。同样，精神障碍会显著影响人格特质。在一系列用整体身心调节训练对放松控制的随机对照试验研究中，我们发现几个小时的整体身心调节训练可以改变大脑活动、认知和情绪。在弥散张量成像研究中，两到四周的整体身心调节训练展示了显著的前扣带皮层和相关区域的大脑结构变化。最重要的是，在两周整体身心调节训练后，总体情绪干扰变化（一个情绪管理的指数）与 AD 在左后放射冠的降低之间有显著的相关性，这表明引起训练的情绪变化与前扣带皮层结构变化、大脑自我管理网络有关。此外，我们发现在整体身心调节训练后人的性格有某些变化的趋势，这表明了状态和特质改变的可能性。尽管我们的结果表明，短期的整体身心调节训练可以引起大脑结构的变化，并能引起情绪管理等特质的变化，这值得进一步研究。

五、个性化的正念训练

自控力和学习能力是存在个体差异的，而且人们对训练学习经历的反应也是不同的。过去的研究表明，基因、大脑、行为之间的互相作用塑造了大脑网络并驱动了认知、情绪、社交等领域的行为变化。很明显，人们对正念冥想的反应是不同的，这些不同可能是由于性格和基因的差异。其他领域的研究表明，基因多样性可以与以往经历互相作用从而影响训练的成功。例如，DRD4-7R 基因的载体对环境变化越是敏感，这种类型的冥想者相较于 DRD4-7R 基因的冥想者受益越多。因此，可以通过测试这些基因多样性来判定对正念训练的成功的可能影响有帮助。而且，性格、生活方式、生活事件、训练者与受训者间动态的个体差异可能对训练效果产生实质性的影响。我们的研究表明，情绪和性格可以被用作预测正念冥想后创造力改善的程度。捕获性格的差异可以用于预测正念训练中的成功，由于不同的性格特质可能与冥想者的不同的脑电图模式和心率变异性有关。由于包括注意力在内的某些大脑网络对于非人类动物也是常见的，通过用各种分子生物学和光遗传学的方法检查这些网络和行为，理解基因在正念训练塑造注意力和自控力网络与社交行为中的作用应该是有可能的。我们已经用动物模型报告了与应激、记忆、学习和社交行为相关的认知与情绪的结果，并将要整合这些结果来进一步探究在基因、环境、行为互相作用下，如何塑造和认知与社交行为变化相关的大脑网络。这个研究方向最终将帮助设计基于大脑的个性化训练，这能够完善我们的认知、情绪和社交能力，以及改善健康并预防精神疾病。最后，这些努力将会促进个性化的训练、疗法和药物的产生进程。

六、将正念与其他训练养生法结合

在第七章中，我们对正念整体身心调节训练和运动锻炼两种训练的作用和机制进行了纵向比较研究，研究表明正念对身心健康有积极影响。我们发现整体身心调节训练和体育训练都能够改善认知功能、免疫功能和生活质量，但是整体身心调节训练涉及包括前扣带皮层、纹状体和自主神经系统的副交感神经分支在内的环路中更高的连通性，然而运动锻炼会引起更低的基础心率和更大的胸部呼吸幅度，这与运动锻炼对心血管系统训练的作用相一致。由于体育训练和整体身心调节训练的机制是不同却互补的，所以我们的研究表明可以将身体与精神训练结合起来，以此来获得更好的健康表现和生活质量。

由于需要许多时间的专注训练，有些人觉得冥想训练非常困难。有些人为健康而进行冥想，但是由于陡峭学习曲线他们经常在最初训练后就放弃。鉴于正念状态在某种程度上需要短暂降低默认模式网络活动，这提高了用其他设备来促进大脑变化的可能性。一个选择就是应用一种非侵入性大脑刺激技术，如经颅直流电刺激或者经颅磁刺激来调整大脑兴奋性和抑制性以帮助冥想者进入状态。未来研究应该测试经颅直流电刺激或经颅磁刺激与冥想结合能否使冥想者获得更好的效果。如果可行的话，最好的刺激方案是什么，包括对目标大脑区域、频率、长度和剂量等方面的具体方案。

七、临床应用

一些临床试验已经探究了正念冥想对抑郁症、广泛性焦虑症、成瘾行为、多动症和其他精神障碍的作用。但是，只有几个研究基于正念在临床患者中的有益效果研究了大脑变化。其中一个原因可能是理论挑战。换言之，尽管在过去十年，针对这个领域的实验性文章发表了不少，但却很少有人从心理学、神经科学和临床三方面观点来对正念进行研究，以提出理论框架。

八、临床文献整合成的综合理论框架

自我管理能力不足与多动症、焦虑症、抑郁症、精神分裂症和毒品滥用的风险增加等各种行为问题和精神障碍有关。研究表明正念冥想能够减轻因自控力不足而导致的负面行为,从而能够帮助正遭受疾病和行为异常之苦的人。因此我们首先提出了一个正念冥想的综合框架,该框架至少包括了三个部分,这三部分互相紧密作用来构成提高自控力、注意控制力、情绪管理能力和自我意识能力的过程。然后,凭借正念冥想可以改善各种精神障碍患者的自控能力,我们可以将这个基础框架改变成综合转化框架(一个精神障碍的常见框架),以此来阐述神经生物学和行为学机制。

尽管这一领域的临床研究是有前景的,但为了更好地将正念转变为临床训练,未来的工作仍需要遵循基本的转化框架,把这些成果拓展成最佳的介入与治疗手段。

九、正念的一个平衡观点

过去 20 年的研究表明,正念冥想被作为减少压力和促进身体健康的有效手段,对人的认知表现、身心健康和大脑可塑性都可以产生有益的影响。但是每件事都有两面性,如尽管参与者表示在正念训练中有所放松并经历着平静,但是有些参与者也表示会有不适、焦虑和烦躁等各种不愉快的感觉和反应。尽管正念只是训练或者介入技术的一种形式,但是这不代表全部。尽管它是一种态度和新技能,但是它不是达到健康的唯一途径。在当今这个信息过载的世界中,我们提议将正念训练和其他训练方法(如体育运动)结合起来,这样可能会有更好的效果。而且,也有一些研究表明,长期离开家庭专修,每天努力注意集中控制思想和练习正念的实践者往往会有较高的皮质醇水平,这会损害心脏的功能和健康。因此,适当的努力和最佳量的正念在训练中是很重要的。就像我们在这本书中讨论的,平衡状态在学习和正念训练中是最重要的一样。至于儿童、青少年、成人和老人等不同年龄段的人群练习正念,需要根据他们不同的特点找到合适的方法和技巧。患有创伤后应激障碍、精神分裂症、癫痫的患者或有精神病和癫痫病风险的个体,正念训练可能会提高这些症状恶化的风险,或者会引起创伤和抑郁复发。但是,迄今为止对这个主题仅有几个实验性的报道,所以更多的研究是有必要的。

总之,正念训练是为了提高精神灵活性和降低心理僵化性,这会给实践者更多选择和自由,而不是约束或限制人们的能力。正念训练可以促进一个更加开放、集中、投入的途径来生活,而不是过度依赖思维解决问题的行为模式,这可能是精神障碍和遭受痛苦的根本原因。我们生活中唯一的限制就是思想上的限制。

第十章　整体身心调节法的原理和技术

摘要：本章介绍了整体身心调节法的原理和技术，以及其与中国传统文化的关系。本章也通过两个调节法学员的实践录来阐述整体调节对健康和疾病的影响以及如何正确练习调节法。

关键词：整体身心调节法　正念冥想　整体调节　化解心因

一、正念与中国传统文化

正念即觉知，是佛学中一个十分重要的核心修炼，在《四念处经》《杂阿含经》等里有详细讲授。正念觉知指不加评判地、如实地观察当下，如身、受、心、法等对象，古往今来有许多不同的修法和传承。虽然整体身心调节法在国际上被称为开放觉知类型的正念训练方法（相对于集中注意类型的训练），但是调节法的原理和方法主要源于中国传统文化和东方传统的修炼体系。简言之，中国传统文化包括佛、道、儒、医、易、武等修炼体系，其核心是对"心"或"心性"的体征，但方法有所不同，如有专注身或心的，也有采用身心一体、性命双修的。《黄帝内经》提出："心者，君主之官，神明出焉……恬淡虚无，真气从之，精神内守，病安从来……"进而提出五脏功能与情志的关系，进一步阐释情绪和生理与健康和疾病的关系，揭示了调和身心与健康疾病的关系。再如可以通过淡泊质朴，宁静平和，内外无忧，物我两忘的方法保持心与身的良好状态，与道家的无为明心、道法自然的养生学说不谋而合。《礼记·大学》提出："欲修其身者，先正其心；欲正其心者，先诚其意；欲诚其意者，先致其知；致知在格物。"正心诚意修身致知是儒家倡导的一种道德修养境界，注重心学（心性之学），勿忘勿助，自然而然，最终明白心性本源。佛家禅宗直接点出"应无所住而生其心"，以无念之心（见一切法，心不染着、攀缘、执着）看待一切存在或现象，直至明心见性。

二、整体身心调节法的原理和技术

调节法遵循"以平为期，以和为度；不盼不怕，自然平衡；身心并调，解行并证"的24字总原则，以此来调整和优化身心。其一般分为四个方面，包括调和五脏六腑、疏通全身经络、增加生命能量、化解微观心因，旨在激发和强化人体自主调节、自我康复和自然平衡的功能。基于这四个方面，发展出一套身心调节的方法和技术（如五脏运行法、全息调整法、心因化解法、动静平衡法、潜意识调整法等）来达到身心健康、身心平衡和身心净化的目标。下面举几个例子说明。

中医数千年来的理论和实践已经证实了五脏、情绪、心态与健康、疾病的关系，很多健康问题和症状都与内脏功能异常有关，如高血压、糖尿病等，所以调节法首先关注"调和五脏六腑、疏通全身经络、增加生命能量"这个核心，采用重要的身法修炼技术（即第三章的正身，儒家为修身），通过调整和平衡五脏六腑的功能来促进和保持健康，进而减轻、消除症状和疾病，而不是单纯消除疾病症状或指标。基于中医理论和实践，人体是一个复杂巨系统如图 9 所示，经络是运行气血、联系脏腑和体表及全身各部的网络通道，相当于人体功能的另一个能量和信息调控系统。如果这个调控系统的通道不通畅或阻塞，会直接影响人体系统的内外功能和平衡，产生疾病和症状。最近哈佛大学的合作研究已经把经络可视化，证明了中医经络系统的存在和意义。我们的实践发现，调节法的身法修炼技术可以促进“调和五脏六腑，疏通全身经络，增加生命能量”的目标，非常有益于祛除疾病和健康身心。神经科学领域的先进脑成像技术已经提供了大量的科学证据，阐明了经络和穴位对人体内脏、大脑和疾病的调控作用，所以疏通经络可以增强生命能量在人体系统内的运行，增加、调和五脏六腑功能，进而调节情绪和心态，促进健康，防治疾病。

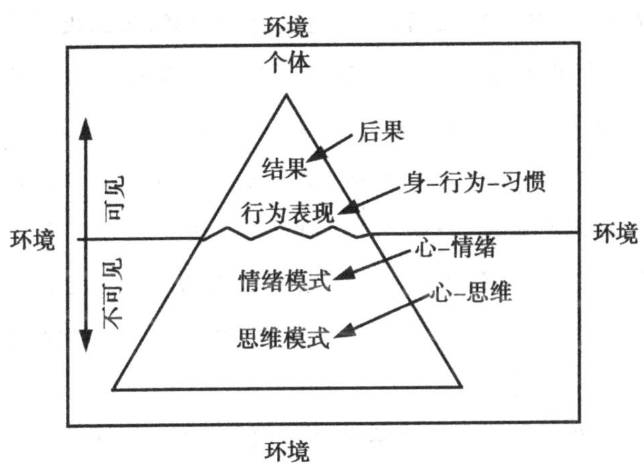

图 9　正念和环境对心身的影响

三、调节法学员实践录例一

练习调节法前，我已有二十多年的胃病，经常反酸、吐酸水、吃不下东西，胃痛，有时痛感涉及后背。1982 年，因胃溃疡出血住院治疗，以后就经常反复疼痛、长年吃药。1999 年 5 月，我经历了第二次胃出血，并住院治疗。之后，身体非常虚弱，严重贫血、双脚浮肿、腰痛，右手痛得抬不起来，心脏也出现问题，上三楼都气喘吁吁，脸色青白，整个人精气神很差，动不动就发无名火。

1999 年 7 月，参加调节法学习，经过几个月的每天动静相结合地练习调整，到了 10 月份不知不觉右手就不痛了，腰也不痛了，双脚也不浮肿了，脸色好了很多。这段时间没有吃药身体却好得这么快，这使我真的很高兴。

可是到了 2001 年 12 月，我的胃病再次出现，第三次胃出血住院治疗。这次胃出血住院期间得到了研究所多位老师的及时指导帮助，使我在很短的时间里调整好了心态，正确对待胃出血的问题，把医药的治疗和调节法练习相结合，这使我的身体康复得很快。出院后身体很快恢复健康，与前两次胃出血比，这一次康复是最快最好的。从 2002 年 2 月至今 20 年了，胃病痊愈了，再也没有吃过任何药。2010 年 10 月做了胃、肠镜等检查，结论是胃、十二指肠溃疡全部消除，胃肠一切正常。

我自从学习实践调节法后身体素质提高很多，免疫力增强，从 2000 年开始至今很少有感冒等病况出现，20 年来好像就感冒过三四次，每一次都使用练习调节法，调理两三次就好了，没有吃过任何药物……

我们同时发现，整体调节身心对提高注意力，促进积极情绪，减少散乱心和思维漫游有很好的效果，练习者能更容易进入正念状态。研究发现其中一个原因是，身体姿势的改变可以直接影响生理状态（如压力激素皮质醇水平），改变心理状态（如情绪和自信心）。另一原因是调和五脏、疏通经络相当于深层次的“身念处”正念觉知练习，可以增强对体内的能量敏感性，相当于深层次的“受念处”正念觉知练习，这种自然产生的感受变化可以把注意力和觉知自然吸引到身体内部，而非努力控制才能达到。这比西方正念的单纯集中注意或控制自己到“观察当下的身体扫描”要轻松、活泼、生动，更具生态性，同时为下一步的“心念处”和“法念处”正念觉知打下良好的基础。

很多人对西方的正念练习不得要领，因为直接通过控制心念的方法专注在思维层面的操作难度很大，经常容易进入“紧盯”“执着”或“散乱”“疲劳”的状态，身心无法协调，更无法专注和觉知。如之前所述，身体的干扰好比漏风漏雨的房子，主人（心）在其中无法安宁舒适地居住和生活，更不用说进一步的正念觉知。所以调节法为身法先行，可为心法打好基础。心法修炼技术的第一步是通过化解心因来打好身心基础，然后才能相对轻松地不紧盯、不执着、不散乱地自然觉知。调节法心法发挥效果与身法密切相关，因为身法可以通过能量感觉自然改变注意力习惯，进而影响心的功能和活动。例如，短短几次 20～30 分钟的调节法练习就可以自然加强腹式呼吸，降低压力应激，提高积极情绪和认知功能，并增加大脑活动与代谢，这表明身心一体的自然调节方法的有效性。

化解微观心因是调节法一个重要修炼心法，是通过主动参解、观解和化解来治疗心结、心因，对促进思维顿悟、刹那定和正念觉知很有帮助。心因是指不平静、不自然、不平衡的思维、情绪、感受、行为和状态的长期累积而导致的症状或疾病(中医称之为气血不足或偏盛),可以在身心的不同层面以物质、能量和信息的方式储存和积累,相当于"录带子"。如果症状或疾病是"草",心因就是"根",斩草不除根,必然复发,所以去除心因的过程就相当于"抹带子",但是以一种平静、自然、平衡的方式去重新思悟、体验过去的经验,进而化解消除心因。用调节法化解心因分几个层次,参解是第一步,是对于状态和症状的主动改变过程,包括"事、理、情、态"四个方面,主要是在思维方式、信念、情绪模式和习惯化状态等方面的改变。随着心因化解的过程,在身心不同层面储存和累积的物质、能量和信息会逐渐释放出来,形成一些身心的反应和变化(如呕吐、排泄等),但原来的症状或疾病会减轻甚至消除。我们称这个过程为"治疗过去",因为自我形成的特定思维观念和模式对过去的事件和经历形成了特定的条件情绪性反应,久而久之自动化运行并习惯化,进入了潜意识。这导致了我们无法察觉,只能遵循过去的习惯化方式去被动应对,心因累积越来越多。只有通过有针对性的方法帮助练习者跳出固有的思维定式才能彻底化解和消除这些问题。其中一个调节法采用的有效方法是全息球技术,可以实现思维外化,在自己和思维、情绪、习惯之间创造空间,形成新的思维顿悟来解决问题。

四、调节法学员实践录例二

学习调节法两年多,我一直坚持每天练习并参加集体活动。我深感这是一门高深的理论和方法,在思想上明白了许多道理,身体状况也有较大改善。

明白了人为什么会有疾病,从而改变了心态。过去,每当身体有疾病或症状时，首先想的是去医院找医生，被动地让别人解决自己的问题，从未想想是什么原因而得的病。调节法使我明白了得病是由于不平静、不自然、不平衡的心理状态和情绪的长期累积，由量变到质变导致了人体生命全息紊乱和失衡，从而引起身体各种症状和疾病。我把这一理论融入日常思想和行动中。以前我干家务活，别人不干我就生气，边干边说："把我累死了你们就好了！"现在意识到这种不平静的心情，会存心因得病。过去小孩不听话，我就生气、发火，跟他们大声嚷，现在基本上做到了心平气和地说服、讲道理，小孩反而听话了。过去我爱人买东西回来，我十有九次不满意，没完没了地责备他，搞得他也很生气。以前他打坏了碗、杯子，我就唠叨个没完，结果双方都满肚子气。现在遇到这些情况，我平静多了，还告诉家人心态、情绪与疾病的关系，要用平静、自然、平衡的心态对待一切，家庭也和睦了。

明白了怎样才能消除疾病，身体状况有较大改善。过去有病就吃药、打针，有时虽然好了，过一段时间病又犯。现在明白了产生疾病的根本原因是心因，要彻底消除疾病，要从化心因入手，如同斩草要除根。调节法揭示，用宏观和微观调整法调理疾病，特别是微观调整法用全息球化解心因，不仅能快速消除疾病，同时还能解决疾病的反复。我通过认真坚持、修学调节法，过去的不平静、不自然、不平衡的心理和情绪，不知不觉地消解了许多，身体的一些症状自然而然地好了。现在出现了疾病和症状，我首先想到的是用宏观和微观调整法进行调理。例如，原来小便次数多，一天要十六七次，现在正常了。原来心脏不好，心电图 T 波 ST 段改变，心肌缺血、心慌，常头晕、头痛，四肢无力，吃药很多。练习调节法后，这些症状基本消失，体检时心电图只有偶发早搏现象。现在遇有心不平时，心脏还有不好的反应，但自调一下即可。以前我还患有脂肪肝，今年体检没有了。以前总拉肚子，必须吃药，现在遇到拉肚子，每次用宏观调整法一调理即好，特灵、特快，不用吃药了。

我明白了只有不再存新的心因，才能不再得病。学习、实践调节法觉知到，若又存新的心因，疾病就会复发。例如，今年我接到侄女电话得知侄子因病去世，顿时我异常悲伤、情绪激动……虽然很快用调节法觉照恢复了平静，但仅仅这一短时间的不平静，我的一些旧病复发了——心脏、胃、嗓子、眼睛、耳朵等都不好了。经过半个多月的调理，才逐步基本恢复正常。这提示我，要想不得病，不仅要消除已存的心因，更不要产生新的心因。目前我还未做到任何情况下都能心态平静，但相信只要坚持调节法修炼，就会不断进步，最后遇到任何情况都能平静、自然、平衡。

关于化解心因，需要注意：一是太执着于自己的疾病、症状，去找心因并去消除心因；另一种是有一点症状，就一定要消除它，回到自己理想中的状态，认为只有这样才能安心、才能健康。练习调节法，是为了能够自然、平静、轻松、平衡地生活，而不是把方法变成一套枷锁、自我设限。实际上心因化解并不复杂，是我们自己把它复杂化了。例如，广西一位学员有长期疼痛问题，之后找到了“恨”是主要的心因，运用调节法针对性地处理好“事理情态”，很快就解决了疼痛问题。按照调节法总结的心因规律，如大起大落的情绪波动——急、气、恨、怕、烦等几大烦恼情绪分别对应一些五脏六腑的疾病和症状。如果以前或现在经常有这些烦恼情绪，必定会对身体造成伤害，表现为各种各样的疾病和症状。虽然“恨”与“疼痛”经常对应，但未必所有的疼痛都只由“恨”产生。“恨”是一个因，可能导致一个果——“痛”，但还有多个因、一个果，或多个因、多个果等复杂的心因与疾病对应关系。实际上，有时你不用去化解特定心因，只要能够保持心情自然平静、情绪稳定平衡，通过自然回溯的方法，就会把大部分心因化掉。另外，调节法反复强调，它是一种自我调节的身心健康方法，不排斥任何医疗方法和手段。但任何方法也不能包治百病，即使能包治百病也不能包治百人。因为疾病和症状的原因极其复杂，有些已经超过身心范畴。由于我们的很多错误观念，总想强求回到自己想象的“理想状态”，这本身就违背了自然平衡的规律，属于苛求、奢望。如果非要执着达到一个特定的结果，其结果往往就是徒增烦恼和痛苦。我们每个人都在衰老，都会有疾病和症状，这是人生的自然规律，谁能够逆转呢？从本质上说，自我接受才是自我改变和成长的前提和基础，也是化解心因的一个重要方法。

最科学的是求实，最伟大的是无我。调节法心法中最注重的是正见——正确的见解，是对自我和事理有正确的认识和态度，这样才能破除偏知、邪见，才能正确地修行和开启智慧。所以正见是调节法的前行基础，正见比技术更重要。因为如果心正确，修什么都正确；如果心是错的，修什么都错。例如，当我们遇到思维、情绪和身体感受等方面的痛苦和烦恼时，一般会认为，这些身心现象本身就是痛苦的，因此会费尽心思去控制和消灭这些现象，但这不是正见。实际上，这些现象本身并不是痛苦的根源，而我们自己对这些现象的反应和执着才是。如果让这些身心现象如实地呈现在当下，不再执着、分析、猜测、控制和消除，它们反而自然而然地就消失了。所以调节法心法采用了自然平衡的“觉照”方法，让身心现象如实地呈现在当下。觉照包括两个部分：觉，就是自然地觉察、知道，不紧盯、不强制；照，就是普照不分别，不控制、不拒绝、不挽留。普照之后自然出现安住，虽然短暂但自然地就存在那里——自发的乱想变成了一个觉察者、知道者！调节法的自然平衡的觉照之所以有效，是因为心的自然特性就是始终四处游荡、不断变化的，所以调节法提出“心不可强制”，强制或控制心就不会快乐，不快乐就无法平静下来。即使暂时压制或控制“心”达到特定状态，也无法持久，这样练习和日常状态永远是分离的、分裂的。调节法的第一步是通过状态训练创造乐静状态，专注过程而非结果(专注结果产生紧张、应激和不安)，回归当下模式，从而改变注意习惯，形成正确的新习惯。帮助心以舒适、轻松、宁静、快乐的状态为所缘对象，自然进入刹那定和安住状态。这种状态会接触到本心、本体，产生灵感与顿悟，在大脑内形成新的可塑性连接以固化新行为和习惯。一般心理疗法往往集中在来访者(患者)的负面思维、情绪和躯体感受等方面，关注患者的病理心理结构，但忽略了患者的自诉和表现症状并不是本心、本体的如实呈现，而是对自己和外在的强迫、执着、攀缘和曲解的结果。治疗师只有帮助患者超越头脑中的病理性强迫思维和错误观念，以本心力量为依托，才有可能真正激发患者的“心”的力量，开启自我调节、自我康复和自主健康的人体自组织系统，最终解脱烦恼痛苦。

调节法获益的另一个要点是正确对待练习的所求和盼怕。调节法的 24 字总原则中包括“不盼不怕”，从本质上说，盼怕与所求相关。“所求”是一个只能接受特定结果的心的需要，但这个需要是自己跟别人相比，受外在的影响心不断在变化和波动的一个负面的信息和需求。由于所求，我们不能接受现在的状态，我们需要到达另一个状态才能去得到一个特定结果。显然，“所求”在人生中产生了很多痛苦和烦恼。同样道理，在调节法的实践中索求和期盼也直接影响和干扰了正常的身心健康、平衡和净化过程。修炼为什么需要特定的结果、特定的感受和特定的经验？实际上这些来源于所求和盼怕，如果有了好的体验，就盼望下次再出现，但又害怕不出现。这些负面的情绪和观念又会产生其他诸如恐惧、自卑、自责、忧郁等情绪。其实这些索求和期盼只是心的不断变化，只是一种幻觉。如果反观大自然，我们会发现，大自然没有特定结果的需求，当下这一时刻大自然的状态就是结果。同理，我们现在的状态不就是调节法的结果吗？在调节法的实践中，不盼不怕、不攀比不苛求，在日常修炼上不要跟别人比，因为个体差异很大，没有可比性。自己只和自己比是最智慧的方法，“各有因缘莫羡人”就是这个含义。

最后，调节法提倡的是简简单单生活，自自然然修炼，这是修炼的核心。简简单单生活，不是要你过苦行僧的生活，生活当然可以丰富多彩。但要知道，每个人都要放下很多能影响自己修炼的牵挂和执着才能轻装上阵、形成质变。简单生活还意味着不要想得太多，这些散乱的思维只会自我干扰。自自然然修炼，就是要顺随自己内心的自然变化，不强行控制心，因为自己跟自己做斗争，是永远也不会赢的。自然修炼还意味着不需要特定的结果，因为想要特定的结果，就无法放松。放松就是自然，放松就是跟日常生活一样，没有强烈的所求，甚至无所求。简单生活、自然修炼需要耐心，如果没有耐心，就是没有智慧。修行要是没有耐心，就会变得急躁，急躁就会强求，强求变成了执着就反而会退步。总之，正确的调节法实践，会逐渐恢复人类的天然本性——平和自制、清净纯洁、智慧英武。

参考文献

1.唐一源.探索大脑优化 人生[M]. 北京:科学出版社,2020.

2. FITTS P M, POSNER M I. Human performance[M]. Belmont, CA: Brooks/Cole, 1967.

3. GROSS J J. Handbook of emotion regulation [M]. 2nd ed. New York: The Guildford Press, 2014.

4. GUNARATANA B H. Mindfulness in plain english [M]. Leicester: Wisdom Publications, 2011.

5. HAYES S C, STROSAHL K D, WILSON K G. Acceptance and commitment therapy: The process and practice of mindful change[M]. 2nd ed. New York: The Guilford Press, 2016.

6. PROCHASKA O, NORCROSS C, et al. Changing for good: The revolutionary program that explains the six stages of change and teaches you how to free yourself from bad habits[M]. New York: W. Morrow, 1994.

7. LANGER E J. Mindfulness (A merloyd lawrence book)[M]. Da Capo Lifelong Books, 2014.

8. LINEHAN M M. DBT® Skills training manual[M]. 2nd ed.

New York: The Guilford Press,2014.

9.SEGAL Z V, WILLIAMS J M G, TEASDALE J D. Mindfulness-based cognitive therapy for depression: A new approach to preventing relapse[M]. New York:The Guilford Press, 2002.

10.SLINGERLAND E. Trying not to try: The art and science of spontaneity[M]. USA:Crown, 2014.

11. TANG Y Y, TANG R. The neuroscience of meditation: Understanding individual differences [M]. Pittsburgh: Academic Press,2020.

12.TANG Y Y. Brain based learning and education: Principle and application[M]. Cambridge, MA:Academic Press,2017.

13. WEDGE M. A disease called childhood: Why ADHD became an American epidemic[M]. New York: Avery,2015.

14. TANG Y Y, TANG R. Mindfulness: Mechanism and application[C]. In: Arthur W. T. Brain Mapping: An encyclopedic reference. 2015: 59-64.

15.ANDREWSHANNA J R , SNYDER A Z , VINCENT J L , et al. Disruption of large-scale brain systems in advanced aging[J]. Neuron, 2007, 56(5):924-935.

16.ANSORGE U, KUNDE W, KIEFER M. Unconscious vision and executive control: How unconscious processing and conscious action control interact[J]. Conousness & cognition, 2014, 27:268-287.

17. BARGH J A, CHARTRAND T L. The unbearable automaticity of Being[J]. American psychologist, 1999, 54(7): 462-462.

18.BAUMEISTER R F, BARGH J A. Conscious and unconscious:

Toward an integrative understanding of human life and action[J]. Dual process theories of the social mind, 2014, 1:35-49.

19.BELSKY J, JONASSAINT C R, PLUESS M, et al. Vulnerability genes or plasticity genes? Mol Psychiatr[J]. Molecular psychiatry, 2009, 14(8):746-754.

20. BRUYA B. Effortless attention: A new perspective in the cognitive science of attention and action[J]. Journal of consciousness studies, 2010, 21(4):209-215.

21.BRUYA B, TANG Y Y. Is attention really effort? [J]. Frontiers in psychology, 2018, 9:1133.

22. BUSH G. Cingulate, frontal, and parietal cortical dysfunction in attention-deficit/hyperactivity disorder[J]. Biological psychiatry, 2011, 69(12):1160-1167.

23.BUSH G, LUU P, POSNER M I. Cognitive and emotional influences in anterior cingulate cortex[J]. Trends in cognitive sciences, 2000, 4:215-222.

24. CAIRNCROSS M, MILLER C J. The effectiveness of mindfulness-based therapies for ADHD: A meta-analytic review[J]. Journal of attention disorders, 2016:108705471 5625301.

25.CARNEY D R , CUDDY A J C, YAP A J. Power posing: Brief nonverbal displays affect neuroendocrine levels and risk tolerance[J]. Psychological science, 2010, 21(10):1363-1368.

26. CASTELLANOS F X, PROAL E. Large-scale brain systems in ADHD: Beyond the prefrontal-striatal model[J]. Trends in cognitive sciences, 2012, 16(1):17-26.

27.CHECA P, RUEDA M R. Behavioral and brain measures of

executive attention and school competence in late childhood[J]. Developmental neuropsychology, 2011, 36(8):1018-1032.

28.CHIESA A, SERRETTI A, JAKOBSEN J C. Mindfulness: Top-down or bottom-up emotion regulation strategy? [J]. Clinical psychology review, 2013, 33(1):82-96.

29.COLZATO L S, AYCA O, BERNHARD H. Meditate to create: The impact of focused-attention and open-monitoring training on convergent and divergent thinking[J]. Frontiers in psychology, 2012, 3:116.

30.CRESWELL J D. Mindfulness interventions[J]. Annual review of psychology, 2016, 68(1):491.

31.CRISTIANO C, VIVIANA C. Mindfulness meditation and explicit and implicit indicators of personality and self-concept changes[J]. Frontiers in psychology, 2015, 6:44.

32.CRITCHLEY H D, WIENS S, ROTSHTEIN P, et al. Neural systems supporting interoceptive awareness[J]. Nature neurosci, 2004, 7(2):189-195.

33.DAVIDSON R J, KABAT-ZINN J, SCHUMACHER J, et al. Alterations in brain and immune function produced by mindfulness meditation[J]. Psychosomatic medicine, 2003, 65(4): 564-570.

34.DAVIDSON R J, KABAT-ZINN J. Letters to the Editor on Psychosomatic Medicine, 2004, 66:149-152.

35. DAVIDSON J. Empirical explorations of mindfulness: Conceptual and methodological conundrums[J]. Emotion, 2010, 10(1):8-11.

36.DENG Y, LI S, TANG Y Y. The relationship between wandering mind, depression and mindfulness [J]. Mindfulness, 2014, 5(2):124-128.

37.DING X, TANG Y Y, DENG Y, et al. Mood and personality predict improvement in creativity due to meditation training[J]. Learning & individual differences, 2015, 37:217-221.

38. DING X, TANG Y Y, TANG R, et al. Improving creativity performance by short-term meditation[J]. Behavioral & brain functions, 2014, 10(1):9.

39. DING X, TANG Y Y, CAO C, et al. Short-term meditation modulates brain activity of insight evoked with solution cue[J]. Social cognitive and affective neuroscience, 2015, 10(1): 43-49.

40.EARP B D, DILL B, HARRIS J L, et al. No sign of quitting: Incidental exposure to "no smoking" signs ironically boosts cigarette-approach tendencies in smokers [J]. Journal of applied social psychology, 2013, 43(10): 2158-2162.

41. ETKIN A, PRATER K E, Hoeft F, et al. Failure of anterior cingulate activation and connectivity with the amygdala during implicit regulation of emotional processing in generalized anxiety disorder[J]. American journal of psychiatry, 2010, 167(5): 545-554.

42.EVERITT B J, ROBBINS T W. Drug addiction: Updating actions to habits to compulsions ten years on[J]. Annual review of psychology, 2016, 67(1):23-50.

43.EVERITT B J. Neural and psychological mechanisms underlying compulsive drug seeking habits and drug memories-indications for novel treatments of addiction[J]. European journal of neuroscience, 2014, 40 (1):2163-2182.

44.FAN Y, TANG Y Y, LU Q, et al. Dynamic changes in salivary cortisol and secretory immunoglobulin: A response to acute stress[J]. Stress and health, 2010, 25(2): 189-194.

45.FAN Y, TANG Y Y, MA Y, POSNER M I. Mucosal immunity modulated by integrative meditation in a dose dependent fashion[J]. Journal of alternative complement medicine, 2010, 16 (2):151-155.

46.FAN Y, TANG Y Y, POSNER M I. Cortisol level modulated by integrative meditation in a dose-dependent fashion[J]. Stress health, 2014, 30(1): 65-70.

47.FAN Y, TANG Y Y, TANG R, et al. Short term integrative meditation improves resting alpha activity and Stroop performance[J]. Applied psychophysiology and biofeedback, 2014, 39(3-4):213-217.

48.FAN Y, TANG Y Y, TANG R, et al. Time course of conflict processing modulated by brief meditation training [J]. Frontiers in psychology, 2015, 6: 911.

49.FJELL A M, WALHOVD K B. Structural brain changes in aging: Courses, causes and cognitive consequences [J]. Reviews neuroscience, 2010, 21(3):187-221.

50.GOLDSTEIN R Z, CRAIG A D, BECHARA A, et al.The neurocircuitry of impaired insight in drug addiction[J]. Trends in cognitive sciences, 2009, 13(9):372-380.

51.GROSSMAN P. Defining mindfulness by how poorly I think I

pay attention during everyday awareness and other intractable problems for psychology's (re) invention of mindfulness: Comment on Brown et al.[J]. Psychological assessment, 2011,23:1034-1040.

52. HAGERTY M R, ISAACS J, BRASINGTON L, et al. Case study of ecstatic meditation: fMRI and EEG evidence of self-stimulating a reward system[J]. Neural plast, 2013,2013:653572.

53. HARRIS J L, BARGHJ A, BROWNELL K D. Priming effects of television food advertising on eating behavior[J]. Health psychology, 2009, 28(4):404-413.

54. HOFMANN S G, SAWYER A T, WITT A A, et al. The effect of mindfulness-based therapy on anxiety and depression: A meta-analytic review[J]. Consult clin psychol, 2010, 78: 169-183.

55. HÖLZEL B K, LAZAR S W, GARD T, et al. How does mindfulness meditation work? Proposing mechanisms of action from a conceptual and neural perspective [J]. Perspectiues on psychological science, 2011, 6:537-559.

56. KABAT-ZINN J. Full catastrophe living: Using the wisdom of your body and mind to face stress, pain, and illness[J]. Delta trade paperback, 1990.

57. KATTERMAN S N, KLEINMAN B M, HOOD M M, et al. Mindfulness meditation as an intervention for binge eating, emotional eating, and weight loss: a systematic review[J]. Eating behaviours, 2014, 15(2):197-204.

58. REIMAN E M. Comparison of long-term physical exercise and meditation practice in an aging population[J]. Frontiers in psychology, 2020, 11:358.

59.KJAER T W, BERTELSEN C, PICCINI P, et al. Increased dopamine tone during meditation-induced change of consciousness [J]. Cognitive brain research, 2002, 13(2): 255-259.

60.KONTRA C, LYONS D J, FISCHER S M, et al. Physical experience enhances science learning[J]. Psychological, 2015, 26 (6): 737.

61.KOOLE S L, WEBB T L, SHEERAN P L. Implicit emotion regulation: Feeling better without knowing why [J]. Current opinion in psychology, 2015, 3:6-10.

62.LEECH R, SHARP D J. The role of the posterior cingulate cortex in cognition and disease[J]. Brain, 2014, 137(Pt 1):12-32.

63.LIPPELT D P, HOMMEL B, COLZATO L S. Focused attention, open monitoring and loving kindness meditation: Effects on attention, conflict monitoring, and creativity-A review [J]. Frontiers in psychology, 2014, 5:1083.

64.LOMAS T, IVTZAN I, FU C H. A systematic review of the neurophysiology of mindfulness on EEG oscillations [J]. Neuroscience & biobehavioral reviews, 2015, 57:401-410.

65.LUTZ A, S LAGTER H A, DUNNE J D, et al. Attention regulation and monitoring in meditation[J]. Trends in cognitive sciences, 2008, 12(4):163-169.

66.MACCOON D G, IMEL Z E, ROSENKRANZ M A, et al. The validation of an active control intervention for Mindfulness Based Stress Reduction (MBSR) [J]. Behaviour research & therapy, 2012, 50(1): 3-12.

67.MACCOON D G, MACLEAN K A, DAVIDSON R J, et

al. No sustained attention differences in a longitudinal randomized trial comparing mindfulness based stress reduction versus active control[J]. Plos one, 2014, 9:e97551.

68. MANTZIOS M, WILSON J C. Mindfulness, eating behaviors, and obesity: A review and reflection on current findings [J]. Current obesity reports, 2015, 4(1):141-146.

69. MCCABE J A, TOBLER P N, SCHULTZ W, et al. Appetitive and aversive taste conditioning in a computer game influences real world decision making and subsequent brain activation[J]. Journal of neuroscience the official journal of the society for neuroscience, 2009, 29(4):1046-1051.

70. MOELLER S J, GOLDSTEIN R Z. Impaired self-awareness in human addiction: Deficient attribution of personal relevance[J]. Trends in cognitive sciences, 2014, 18(12): 635-641.

71. NORTHOFF G, BERMPOHL F. Cortical midline structures and the self[J]. Trends in cognitive sciences, 2004, 8 (3), 102-107.

72. NORTHOFF G, PANKSEPP J. The trans-species concept of self and the subcortical-cortical midline system[J]. Trends in cognitive sciences, 2008, 12 (7):259-264.

73. ODLUDAS Y, POSNER M I, DISHION T J. Functional MRI of attention and language in adolescent chronic marijuana abuse[J]. International journal of psychophysiology, 2008, 69(3): 209-210.

74. O'REILLY G A, COOK L, SPRUIJT-METZ D, et al. Mindfulness-based interventions for obesity-related eating

behaviors: A literature review[J].Obesity reviews an official journal of the international association for the study of obesity, 2014, 15 (6):453-461.

75.PARK T, REILLY-SPONG M, GROSS C R. Mindfulness: A systematic review of instruments to measure an emergent patient reported outcome (PRO) [J]. Quality of life research an international journal of quality of life aspects of treatment care & rehabilitation, 2013, 22(10):2639-2659.

76.PESSIGLIONE M, SCHMIDT L, DRAGANSKI B, et al. How the brain translates money into force: A neuroimaging study of subliminal motivation[J]. Science,2007, 316(5826): 904-906.

77.PETERSEN S E, POSNER M I. The attention system of the human brain: 20 years after[J]. Annual review of neuroscience, 2012, 35(1):73-89.

78. PIZZAGALLI D A. Frontocingulate dysfunction in depression: Toward biomarkers of treatment response [J]. Neuropsychopharmacology,2011, 36(1):183-206.

79. PLICHTA M M, SCHERES A. Ventral-striatal responsiveness during reward anticipation in ADHD and its relation to trait impulsivity in the healthy population: A meta-analytic review of the fMRI literature[J]. Neuroscience and biobehavioral reviews,2014, 38,125-134.

80.POSNER M I, ROTHBART M, VOELKER P,et al.How genes and experience shape the human will[J]. Pontifical academy of sciences,2013, 121: 1-14.

81.POSNER M I, ROTHBART M K, SHEESE B E, et al.

The anterior cingulate gyrus and the mechanism of self-regulation [J]. Cognitive affective & behavioral neuroscience, 2008, 7(4): 391-395.

82. POSNER M I, ROTHBART M K, TANG Y Y. Developing self-regulation in early childhood [J]. Trends in neuroscience and education, 2013, 2(3-4):107-110.

83.POSNER M I, ROTHBART M K, TANG Y Y. Enhancing attention through training [J]. Current opinion in behavioral sciences, 2015, 4:1-5.

84.POSNER M I, ROTHBART M K. Attention to learning of school subjects[J]. Trends in neuroscience and education,2014, 3 (1): 14-17.

85.POSNER M I, TANG Y Y, LYNCH G. Mechanisms of white matter change induced by meditation training[J]. Frontiers in psychology, 2014, 5:1220.

86.ROSE C A, EHRMAN R N, ZE W, et al. Prelude to passion:Limbic activation by "unseen" drug and sexual cues[J]. Plos one, 2008, 3(1):e1506.

87.ROSENKRANZ M A. A comparison of mindfulness based stress reduction and an active control in modulation of neurogenic inflammation [J]. Brain, behavior, and immunity, 2013, 27: 174-184.

88.SCHOENBERG P, HEPARK S, KAN C C, et al. Effects of mindfulness-based cognitive therapy on neurophysiological correlates of performance monitoring in adult attention-deficit/ hyperactivity disorder[J]. Clinical neurophysiology, 2014, 125(7):

1407-1416.

89. SMITH J. Alterations in brain and immune function produced by mindfulness meditation: Three caveats [J]. Psychosomatic medicine, 2004, 66(1):148-149.

90.STILLMAN C M, FELDMAN H, WAMBACH C G, et al. Dispositional mindfulness is associated with reduced implicit learning[J]. Conousness and cognition, 2014, 28C(1):141-150.

91.SUHLER C L, CHURCHLAND P S. Control: Conscious and otherwise [J]. Trends in cognitive sciences, 2009, 13(8): 341-347.

92. TAKAHASHI T, MURATA T, HAMADA T, et al. Changes in EEG and autonomic nervous activity during meditation and their association with personality traits [J]. International journal of psychophysiology, 2005, 55(2):199-207.

93. TANG Y Y, ASKARI P, CHOI C. Brief mindfulness training increased glutamate metabolism in the anterior cingulate cortex[J]. NeuroReport,2020, 31:1142-1145.

94. TANG Y Y, BRUYA B. Mechanisms of mind-body interaction and optimal performance[J]. Frontiers in psychology, 2017, 8:1.

95. TANG Y Y, HOLZEL B K, POSNER M I. The neuroscience of mindfulness meditation [J]. Nature reviews neuroscience, 2015, 16(4): 213-225.

96.TANG Y Y, HOLZEL B K, POSNER M I. Traits and states in mindfulness meditation[J]. Nature reviews neuroscience, 2016, 17(1):59.

97.TANG Y Y, JIANG C, TANG R. How mind-body practice works-integration or separation? [J] Frontiers in psychology,2017, 8:6.

98. TANG Y Y, LEVE L D. A translational neuroscience perspective on mindfulness meditation as a prevention strategy[J]. Translational behavioral medicine, 2016, 6(1):63-72.

99.TANG Y Y, LU Q, FAN M, et al.Mechanisms of white matter changes induced by meditation [J]. Proceedings of the national academy of sciences, 2012, 109 (26):10570-10574.

100. TANG Y Y, LU Q, FENG H, et al. Short-term meditation increases blood flow in anterior cingulate cortex and insula[J]. Frontiers in psychology, 2015, 6:212.

101. TANG Y Y, LU Q, GENG X, et al. Short-term meditation induces white matter changes in the anterior cingulate [J]. Proceedings of the national academy of sciences, 2010, 107 (35): 15649-15652.

102. TANG Y Y, MA Y, WANG J, et al. Short term meditation training improves attention and self-regulation [J]. Proceedings of the national academy of sciences, 2007, 104 (43): 17152-17156.

103.TANG Y Y, MA Y, FAN Y, et al.Central and autonomic nervous system interaction is altered by short term meditation[J]. Proceedings of the national academy of sciences, 2009, 106 (22): 8865-8870.

104.TANG Y Y, POSNER M I, ROTHBART M K, et al. Circuitry of self-control and its role in reducing addiction [J].

Trends in cognitive sciences, 2015, 19(8):439-444.

105. TANG Y Y, POSNER M I, ROTHBART M K. Meditation improves self-regulation over the lifespan[J]. Annals of the New York academy of sciences, 2013, 1307:104-111.

106. TANG Y Y, POSNER M I. Attention Training and Attention State training[J]. Trends in cognitive sciences, 2009, 13(5): 222-227.

107. TANG Y Y, POSNER M I. Special issue on Mindfulness Neuroscience[J]. Social cognitive and affective neuroscience, 2013, 8(1):1-3.

108. TANG Y Y, POSNER M I. Theory and Method in Mindfulness Neuroscience [J]. Social cognitive and affective neuroscience, 2013, 8(1):118-120.

109. TANG Y Y, POSNER M I. Training brain networks and states[J]. Trends in cognitive sciences, 2014, 18(7):345-350.

110. TANG Y Y, ROTHBART M K, POSNER M I. Neural correlates of establishing, maintaining and switching brain states [J]. Trends in cognitive sciences, 2012, 16(6): 330-337.

111. TANG Y Y, TANG R, GROSS J J. Promoting emotional well-being through an evidence-based mindfulness training program [J]. Frontiers in human neuroscience, 2019, 13:237.

112. TANG Y Y, TANG R, JIANG C, et al. Short-term meditation intervention improves self-regulation and academic performance[J]. Journal of child and adolescent behaviour, 2014, 2:4.

113. TANG Y Y, TANG R, POSNER M I. Brief meditation

training induces smoking reduction[J]. Proceedings of the national academy of sciences, 2013, 110(34):13971-13975.

114. TANG Y Y, TANG R, POSNER M I. Mindfulness meditation improves emotion regulation and reduces drug abuse[J]. Drug and alcohol dependence, 2016, 163: S13-S18.

115. TANG Y Y, TANG R, ROTHBART M K, et al. Frontal theta activity and white matter plasticity in animal and human[J]. Current opinions in psychology, 2019, 28: 294-297.

116. TANG Y Y, TANG R. Mindfulness meditation on ADHD prevention and intervention [J]. In ADHD-New directions in diagnosis and treatment, 2015:293-301.

117. TANG Y Y, TANG R. Rethinking the future directions of mindfulness field[J]. Psychological Inquiry, 2015, 26(4): 368-372.

118. TANG Y Y, TANG R. Ventral-subgenual anterior cingulate cortex and self-transcendence [J]. Frontiers in psychology, 2014, 4:1000.

119. TANG Y Y, TANG Y, TANG R, et al. Brief mental training reorganizes large-scale networks[J]. Frontiers in systems neuroscience, 2017, 11:6.

120. TANG Y Y, YANG L, LEVE L D, et al. Improving executive function and its neurobiological mechanisms through a mindfulness-based intervention: Advances within the field of developmental neuroscience[J]. Child development perspectives, 2012, 6(4): 361-366.

121. TEPER R, SEGAL Z V, INZLICHT M. Inside the mindful mind: How mindfulness enhances emotion regulation

through improvements in executive control[J]. Current directions in psychological science,2013, 22: 449-454.

122. VAN DER OORD S, BÖGELS S M, et al. The effectiveness of mindfulness training for children withADHD and mindful parenting for their parents[J]. Journal of child & family studies, 2012, 21(1):139-147.

123. VAN IJENDOORN M H, BAKERMANS-KRANENBURG M J, BELSKY J, et al. Gene-by-environment experiments: A new approach to finding the missing heritability[J]. Nature reviews genetics, 2011, 12: 881.

124. VAN TOL M-J, VAN DER WEE NJA, VAN DEN HEUVEL O A, et al. Regional brain volume in depression and anxiety disorders[J]. Archives of general psychiatry,2010, 67(10): 1002-1011.

125. VOLKOW N D, BALER R D. NOW vs LATER brain circuits: Implications for obesity and addiction [J]. Trends in neurosciences, 2015, 38(6):345-352.

126. VOLKOW N D, WANG G J, BALER R D. Reward, dopamine and the control of food intake: implications for obesity [J].Trends in cognitive sciences, 2011, 15(1):37-46.

127. VOLKOW N D, WANG G J, TOMASI D, et al. Obesity and addiction: Neurobiological overlaps[J]. Obesity reviews, 2013, 14: 2-18.

128. VOLKOW N D, WANG G J, TOMASI D, et al. The addictive dimensionality of obesity[J]. Biological psychiatry New York, 2013,73(9):811-818.

129. WALTER M, HENNING A, GRIMM S, et al. The relationship between aberrant neuronal activation in the pregenual anterior cingulate, altered glutamatergic metabolism, and anhedonia in major depression[J]. Archives of general psychiatry, 2009, 66(5):478-486.

130. WIERS, R W, ZUCKER R A, et al. Automatic and controlled processes and the development of addictive behaviors in adolescents:A review and a model[J]. . Pharmacology Biochemistry & Behavior, 2007, 86(2):263-283.

131. WOOD W, RÜNGER D. Psychology of Habit[J]. Annual review of psychology, 2015, 67:289-314.

132. XUE S, TANG Y Y, POSNER M I. Short-term meditation increases network efficiency of the anterior cingulate cortex[J]. NeuroReport, 2011, 22(12): 570-574.

133. XUE S, TANG Y Y, TANG R, et al. Short-term meditation induces changes in brain resting EEG theta networks[J]. Brain and cognition, 2014, 87: 1-6.

134. XUE S, WANG Y, TANG Y Y. Personal and impersonal stimuli differentially engage brain networks during moral reasoning [J]. Brain and cognition, 2013, 81(1): 24-28.

135. ZILVERSTAND A, PARVAZ M A, Moeller S J, et al. Cognitive interventions for addiction medicine: Understanding the underlying neurobiological mechanisms [J]. Progress in brain research, 2016, 224:285-304.

作者致谢

我的工作得到了美国国立卫生研究院(NIH)、美国海军研究办公室(ONR)、约翰·坦普顿基金会(John Templeton Foundation)以及詹姆斯·保尔基金会(James Bower Foundation)的大力支持。我要感谢我的合作伙伴、实验室工作人员以及整体身心调节训练的参与者对我的科研的极大帮助,感谢迈克尔·波斯纳和布莱恩·布鲁雅颇有建树的意见;我也非常感谢编辑珍娜·欧尼尔、劳拉·奥尔德里奇能给我这样的机会,使我可以把我的实验成果在帕尔格雷夫·麦克米兰出版社出版。

译后记:正念调试的心理解析

正念是佛教的一种修行方式,是佛教禅修的核心。正念的宗旨就在于以一种特殊的方法集中注意力:有意识、不予评判地专注当下。正念的原理非常简单,可是其力量却非常强大。有人说,正念就是什么都不干,就坐在那里。但是这种能力对现代人来说却是非常奢侈。因为现代人的意识一直处于不停思考的状态中,连续不断的思维充盈着大脑,让我们的内心没有片刻的安静,没有片刻关注内心、体验生活的过程。正念练习能够使我们稍微驻足,停下来想想你现在在做什么。例如,注意你现在的呼吸,感受气体进入体内,感受气体使腹腔压力增加,感受气体轻轻地排出体外。正念练习的目的就是全身心地投入目前正在做的事情,关注此时此地。

我们意识的进化让我们丧失了一些基本的功能,我们可以无意识地进行许多活动,如走路、跑步、运动,而意识并没有专注于当前活动。正念可以开启心智、解放心灵。我研究心理学已经有二十多年,周游欧洲、日本、美国学习外国心理学的知识,专门潜心修炼于世界知名的有着七百多年历史的牛津大学心理学系。目前学成归来,发现中国的文明有五千多年的历史,而国外的文明也有两千多年的历史,国外的现代科技水平很高,可是人文水平、心理学的水平远远不及中国文化,以至于爱因斯坦感叹:“有一个现象的明显程度已经让我毛骨悚然,这便是我们的人性已经远远落后我们的科学技术了。”

我在1991年的时候师从于改革开放以来第一批医学心理学的鼻祖,全国医学心理学的副主任委员、山东大学岳文浩教授,进行心理咨询和治疗工作。期间不论是使用弗洛伊德的精神分析还是华生的行为主义的方法,结果都很难治愈这些患者,顶多治疗其皮毛。认知学派也不能够改变这些人的根深蒂固的、从小形成的甚至是基因里面携带着的这些问题。最后只好顺其自然,让他们随遇而安,使用森田疗法让其自生自灭,后来使用正念治疗法的效果要好得多。我曾经有一个患者,他生性懦弱,胆小怕事,却又做事情十分认真。他用了人生的最初二十年认真学习,伤了身体,得了心理疾病,后二十年用来治疗疾病,我对他用遍各种心理疗法,他却一直不能战胜疾病。在思考过程中,我发现这个人和所有心理疾病的患者一样,性格十分可爱。他们善于追求完美,做事情对事不对人,特别认真,一副“包公再世”的样子。与其他心理患者一样,他从小就是父母的乖孩子和老师的乖学生,亲戚朋友口中特别自律的好孩子,特别懂事的孩子!长大之后反而成为心理疾病的患者。这是一种思想不成熟的表现?还是他们进入社会的原因?想来想去,原来主要原因是他们失去了“自我”,因而只会听话!小的时候他们的一举一动,都做得特别好,能够得到父母和老师的表扬。但是走入社会之后,复杂的社会不是象牙塔般单纯的学校。这些单纯的、幼稚心灵的“孩子”,仍然用他们“社会的我”的标准去行事,并试图使用这个标准去约束别人。

一、心理疾病患者的性格特点之一:完美的人格特征

心理疾病患者的最大特点就是丧失了“自我”,却有非常强大的“超我”,因此他们的性格特别完美,完美的没有一点瑕疵,对人也是眼睛里揉不进一粒沙子,完全一副“包公”的样子。他们往往特别聪明、智商很高，像爱因斯坦一样，情商很低，做事情特别理智。这是因为他们的个性不够灵活，所以情商看似很低。

石头性格的人不太去在乎别人的态度，不去在意别人的批评，能够经受得住风吹雨打，仍然能够平常对待。相反，有的人的性格却十分软弱，是扶不上墙的阿斗。这些人的性格敏感无常，看不得别人的一个冷眼、一个撇嘴，一个嗤之以鼻足以让其自信心受到伤害，甚至睚眦必报。如果为人内向腼腆，不能忍受各种在处世交往中的屈辱，过于顾及自己的虚荣心，就不能够与朋友和敌人相处，更不可能抓住机会显示自己，即使本身有出众的才智，也会淹没在芸芸众生里面，这是非常可惜的。虚荣心人皆有之，死要面子则是虚荣心的最具体表现。一个人不可能不要面子，但又不能够死要面子。死要面子的人，往往会真正丢了面子。

二、心理疾病患者的性格特点之二：强烈的自律性、他律性

他们非常自律，善于约束“自我”。记得有位患者的父母说：“我孩子特别懂事，孩子生病了，自己特别难受，却安慰父母说别难过。小小的孩子能够说出那样的话真让我们心痛。”他们处处为他人着想，可是他们往往会变自律为他律，用自己的行为标准来约束他人，过于相信自己的能力，最后却螳臂当车、以卵击石。这些人因此表现出“不尊重人”的态度。实际上，他们不但不尊重人，也不尊重自己，

因此，弗洛伊德曾经对心理疾病患者的精神进行分析，发现他们的主要病因是内心冲突引起的，内心的冲突主要是原我、自我和超我之间的不一致。这不是精神分裂，是所有人都会有的三个“我”。原我是本能的我，希望满足自己的愿望；超我是社会的我，希望满足社会的道德伦理；弗洛伊德认为压抑原我是心理疾病的主要原因。当时十分崇尚科学的美国人听后十分哗然，既然性压抑可以得病，为什么不性解放？最后，美国性解放二十多年，却耽误了一代人，心理疾

病的患者却有增无减。弗洛伊德的确是发现了这些“我”之间的冲突,但是问题不是“原我”得不到满足,而是“超我”太强大。实际上心理病和性压抑一点关系都没有。

相反,人本主义学说的倡导者马斯洛提出了人的需要层次学说。他认为精神分析和行为主义都是基于心理疾病的患者的研究,那么他们的研究又是仅仅局限于个别成功人士的基础上。因此,芸芸众生中,人的需要满足的表现也不一样。有的人表现为自我实现,但是未必低级需要就已经满足,这可能就是造成心理疾病的原因。越低的需要没有满足,人的心理疾病就越是难以治愈。因此,心理疾病的患者不是没有达到自我实现的人,而是低级需要没有满足的人。

三、正念功力之——发现自我

既然找到了心理疾病的原因,那么就有了心理治疗办法。

李宗吾专门对人的“我”的心理进行研究。他援引孟子讲性善之说:“孩提之童,无不知爱其亲,及其长也,无不知敬其兄。”他说:“小儿见母亲口中有糕饼,就取来放在自己口中。小儿在母亲怀中食乳食糕饼,见哥哥走进来,就用手推他打他。”这两种说法,岂不是极端相反吗?究竟人性的真相是怎样?细细观察,即知小儿一切动作,都是以我为本位,各种现象,都是从比较上生出来的。将母亲与自身比较,小儿更爱自身,故将母亲口中糕饼取出,放入自己口中。母亲是怀抱我、哺乳我的人,拿母亲与哥哥比较,母亲与我更接近,故更爱母亲。大点的时候,与哥哥朝夕一处玩耍,有时遇着邻人,觉得哥哥与我更接近,自然更爱哥哥。由此推之,走到异乡,就爱邻人;走到外省,就爱本省人;走到外国,就爱本国人。其间有一定之规律,其规律是:“距我越近,爱情越笃,爱情与距离成反比例。”这样绘出来的图第一圈是我,第二圈是亲,第三圈是兄,第四圈是邻人,第五圈是本省人,第六圈是本国人,第七圈是外国人。这个图是人心的现象,这种现象就像磁场一般，距磁石越近的地方，铁屑越多。从中研究，即知小儿抢母亲口中糕饼和孟子所说“孩提爱亲”，原是一贯的事，俱是以“我”字为出发点。

李宗吾认为，西欧学说，无论利己主义、利人主义，均以“我”字为起点，即是以身字为起点。西人讲个人主义的，反对国家主义和社会主义；讲国家主义的，反对个人主义和社会主义；讲社会主义的，反对个人主义和国家主义。个人即所谓我，社会即所谓天下。西人之我也，国家也，天下也，三者看为不相容之物，存其一必去其二。而中国之学说则不然，把此三者融合为一。《礼记》曰：“以天下为一家，以中国为一人。”此种学说，何等精粹。自西人眼光看来，世界处处冲突，此强权竞争，优胜劣败之说所由来也。《中庸》曰：“万物并育而不相害，道并行而不相悖。”处处取平行线态度，绝无所谓冲突。

孟子的学说以“我”字为出发点，所讲的爱亲敬兄和怵惕恻隐，内部都藏有一个“我”字。其言曰：“老吾老，以及人之老，幼吾幼，以及人之幼。”又曰：“人人亲其亲长其长，而天下平。”“杨子为我”，是寻着了中心点，故孟子认为他的学说，高出墨子之上。杨子学说中最精粹的，是“智之所贵，存我为贵；力之所贱，侵物为贱”（见《列子》）。他知道自己有一个“我”，把他存起；同时知道，他人也有一个“我”，不去侵犯。这种学说，真是精准极了，然而尚为孟子所斥，这是什么道理呢？因为儒家的学说，是人己两利，杨子只做到利己而无损于人，但失去人我之关联。孔子以“仁”字为主，“仁”字从二人，是专在人我间做工作，以我之所利，普及于人人。所以杨子学说，亦为孟子所斥。人人各遂其私，可说是私到极点，也即是公到极点。因此杨朱的学说，即是基于此种学理生出来的。

总而言之，孟子全部学说，乃是确定“我”字为中心点，扩而充之，层层放大，亲亲而仁民，仁民而爱物。他不主张除去利己之私，只主张我与人同遂其私:我有好货之私,则使居者有积仓,行者有裹粮;我有好色之私,则使内无怨女,外无旷夫。宋儒之学,恰与之相反,不惟欲除去一己之私,且欲除去众人之私,无如人心之私,通于万有引力,欲去之而卒不可去,而天下从此纷纷矣。读孟子之书,蔼然如春风之生物;读宋儒之书,凛然如秋霜之杀物。

我不禁感慨,心理疾病患者的确是达到了"忘我"的最高境界。他们特别自卑,特别看不起自我。那如何知道他们看不起自己?这一点很难衡量,但有一个最好的鉴别办法,根据李宗吾先生的学说,爱"我"的人也会爱其亲人,因此,不爱"我"的人首先不爱的就是他的亲人。因此,心理疾病患者的最大特点是"六亲不认",他们的人际关系首先体现在和他最亲近的人身上。我曾经给学生讲授恋爱心理学,我说,如果你想你的男女朋友以后对你怎么样,就看他现在对他的父母、兄弟姐妹怎么样。这一点是经过了验证的真理,《论语·学而》的第二句话:"其为人也孝弟,而好犯上者,鲜矣;不好犯上,而好作乱者,未之有也。君子务本,本立而道生。孝弟也者,其为人之本与?"也就是说:"孝顺父母,顺从兄长,而喜好触犯上层统治者,这样的人是很少见的。不喜好触犯上层统治者,而喜好造反的人是没有的。君子专心致力于根本的事务,根本建立了,治国做人的原则也就有了。孝顺父母、顺从兄长,这就是仁的根本啊!"

他们忘我之后,无所适从,忘记了人生的真谛,不知道该追求什么,因而东施效颦,只是追风,看到别人追求什么就追求什么。为了这些虚名,他们可以"忘我"地工作。因此,心理疾病患者的最大特点是不在乎自己身体的需要,为了自己的名利,忘记了身体的需要。这一点又和弗洛伊德的原我和超我相联系上,但是,弗洛伊德只是看到了原我的性的要求,而没有看到其他。人作为一个完整机体,性只是其传宗接代的一部分。离开性,生物的人可以生存,但是离开食物、水和空气，人就不能生存了。所以，身体健康才是人的第一需要，而不是性。那他们到底是心理疾病还是躯体疾病?《黄帝内经》就没有把二者分开，它认为，人的疾病就是外感六淫、内伤七情。这些人最大的特点就是忘我地学习、工作，而忽视了身体的最基本的需要，而正念的目的是寻找迷失的自我。

我现在研究和人的注意力有关的肾上腺素，这种神经递质的一个最大特点就是让大脑、身体活动的部位更加活跃，静止的部位更加静止。所以，如果当现代人工作学习的时候，注意力完全集中于身体之外的事，身体的其他部位就如同待命的臣子一般，一动不动。长此以往，其功能越来越弱，身体自然也越来越弱。实际上，我发现许多心理疾病的患者的确具有躯体衰弱的表现，身体虚弱会在许多社交场合体力不支，而这些人却又想完美地表现自己而去硬撑，提出身体不能承受的要求，最后则出现身心疾病。

自我和忘我也是现代人本主义研究的主题。人本主义心理学号称第三思潮，他们把人的本性与价值提到心理学研究对象的首位。马斯洛提出人的需要层次论，即自下而上的生理、安全、归属感、爱、尊重、认知、审美和自我实现的一般模式。马斯洛认为，人类价值体系存在两类不同的需要：一类是沿生物谱系上升方向逐渐变弱的本能或冲动，称为低级需要和生理需要；另一类是随生物进化而逐渐显现的潜能或需要，称为高级需要。人首先要满足低级需要，然后才有高级需要。正如马斯洛所说："一个人能够成为什么，他就必须成为什么，他必须忠于自己的本性。"但是高级需要是人生的根本目标。因此，自我实现论是人本主义心理学个性发展理论的核心。马斯洛认为，自我实现是人的最高动机，它是以人的生理需要等基本需要为物质基础的。马斯洛的需要层次理论成为自我实现论的心理动力学基础。他还提出高峰体验的概念，它是人们进入自我实现和超越自我状态时感受到的一种非常豁达与极乐的瞬时体验。高峰体验是通向自我实现的重要途径,因此人本主义以自我为出发点,从内向外,从低级需要到高级需要,通过对自我的超越,即超越自私,超越自我中心,从而达到忘我的境界。

正念的目的是寻找自我,我们常说“倾听内存冲动的声音”,其含义就是要让自我出来。然而,我们绝大多数人,特别是儿童和青年,不是倾听自己的声音,而是倾听妈妈爸爸的声音,倾听权威机构的声音,倾听老人的或者传统的声音。作为迈向自我实现的简单的第一步,闭一下眼睛,默不作声,这时他们就可以努力挡住外界的声音,并朝内看,听从自己身内“最高法庭”的判决。只有在此时,才可以最终说“我喜欢”,或“我不喜欢”。发现自己是谁,是哪种人,喜欢什么,不喜欢什么,什么对自己有好处,什么对自己有坏处,自己要向何处去,自己的使命是什么,也就是向自己敞开自己,这一切意味着心理的暴露。只有达到真正自我的时候,才会有真正的忘我。我们可以看到某些,当人们一心一意地投入某一时刻、全神贯注地体验它时,脸上又出现一些单纯、可爱的表情,表达这种体验的关键词语是“忘我”。自我实现的高峰体验就意味着充分忘我、集中全力、全神贯注地体验生活。在这种时刻,体验者完完全全成为一个“人”。这种时刻就是自我实现的时刻。

四、正念训练之一——从呼吸出发

现代人太过于关注“社会的我”,太过于关注别人,充当英雄,导致进入忘我的境界。为了寻回迷失的自我,首先就是要关注自我,关注自我要从关心自己的身体出发。我们不可以一个星期不吃饭,不可以一天不喝水,不可以一分钟不喘气。气对我们最为重要,我们人类生存最为主要的需要就是气。气的概念在中国有几千年的历史了,它有许多神奇的内涵。实际上,气也不复杂,我们每一个人都需要气。2012年8月在洛杉矶举行的国际神经科学大会上，英国卡迪夫大学的一位教授介绍了他发表在《科学》杂志上的文章，内容为神经胶质细胞对呼吸的调节。在引言的时候，他说："人生病的原因是因为你忘记了呼吸。"当时全场人都在笑，有谁会忘记了呼吸呢？空气是身体的能量来源，没有人会忘记呼吸，可是我们的确有许多人长时间屏息工作，导致身体长时间处于缺氧的状态，因而处于容易疲劳的状态。实际上，只要经常深呼吸就可以使体力恢复，但大多数人都没有意识到。总之，心理疾病患者一定不要太忘我，不论何时何地都要时刻注意给身体"充气"。气是人的根本，整部《黄帝内经》就是一部关于"气"的著作。先人们已经感知到气是由血液来携带的，因此气和血是不可分的。希波克拉底是西方医学之父，从朴素唯物主义的角度提出了人类正如宇宙中的其他部分一样，是由四种元素——土、气、水、火组成，这四种元素和人体中的四种液体（黑胆汁、黄胆汁、血液和黏液）相对应。这四种液体处于平衡时，人就是健康的；失衡时，人就会得病。这种理论几乎一直延续到19世纪。

五、正念功力之二——控制情绪

正念强调只要认知，而不要情绪，目的是对情绪进行"清零"。人类最主要的心理疾病是情绪疾病，几乎所有的身心疾病都起因于情绪。冯特说过，人从来就不会处于一种没有情绪的状态。罗素认为几乎所有的心理学问题以及人类所遇到的主要问题都和人的情绪有关。尽管情绪对我们很重要，但是情绪的研究却很缺乏，甚至连对情绪的定义都不能形成一致的概念。1985年，《美国历史综述》发表了彼得·斯特关于和卡罗尔·齐索维茨·斯登自主神经系统的文章，号召学者们对情绪进行新的研究，并创造新词"emotionology"（情绪学）。该文章和他们随后的几篇文章对情绪的研究有很大的推动作用。

我认为《黄帝内经》中对情绪的分析得最为透彻,喜怒哀思恐,思则为忧思。中医中情绪的相生相克也是现代西方心理学所没有涉及的。《素问·举痛论》云:"百病生于气也。怒则气上,喜则气缓,悲则气消,恐则气下,思则气结,惊则气乱。"说明不同情志变化,对人体气机活动的影响是不相同的,所以导致的症状亦各异。反之,内脏变化也可引起精神情志的变化,如《素问·宣明五气篇》中说:"精气并于心则喜,并于肺则悲,并于肝则怒,并于脾则思,并于肾则恐,是谓五并,虚而相并者也。"《灵枢·本神》中又提道"肝气虚则恐,实则怒""心气虚则悲,实则笑不休"。所以,当患病后,不论急性病还是慢性病,都可导致精神情志的变化,而情志变动反过来又可导致脏腑功能进一步紊乱。

我认为中医的气和肾上腺素有关,中医的穴位就是肾上腺素神经末梢集中的部位。肾上腺素可以扩张血管,每当用意念于某一部位的时候,这个部位的肾上腺素释放,导致血管扩张,血流加快,使该部位肌肉紧张。所以人发怒就如同气球爆炸,想修复需要很长的时间。《老子》76 章中讲到:"人之生也柔弱,其死也坚强。草木之生也柔脆,其死也枯槁。故坚强者死之徒,柔弱者生之徒。是以兵强则灭,木强则折。强大处下,柔弱处上。"老子对于社会与人生有着深刻的洞察,他认为世界上的东西,凡是属于坚强的都是死的一类,凡是柔弱的都是生的一类。因此,老子认为,人生在世,不可逞强斗胜,而应柔顺谦虚,有良好的处世修养。这种思想来源于对自然和社会现象的观察和总结。这里,无论柔弱还是坚强,也无论"生之徒"还是"死之徒",都是事物变化发展的内在因素在发挥作用。这个结论还蕴含着坚强的东西已经失去了生机,柔弱的东西则充满着生机。老子在这一章里所表达的思想是极富智慧的,他以自然和社会现象形象地向人们提出奉告,希望人们不要处处显露突出,不要时时争强好胜。

著名哈佛大学心理学教授、《分心不是我的错》的作者爱德华·哈洛韦尔认为恐惧是人最大的精神残疾，几乎所有的心理疾病都起于愤怒和恐惧。肾上腺素是愤怒和恐惧的激素，它的作用是"fight or flight"。前者是怒，后者是恐惧。我要提出的观点是，愤怒和恐惧是一对孪生姐妹，两者相生相克，恐惧诱导愤怒，愤怒释放恐惧。因此，对于中医的"情绪相生相克，怒能胜恐"可以用现代的神经科学解释，它们有各自的神经递质：多巴胺——喜（药物依赖），肾上腺素——怒和恐，哀——5-羟色胺（和抑郁症有关），思念——乙酰胆碱。中医还有关于"五志过极""以其胜治之"的情志治疗方法，即"恐胜喜""悲胜怒""怒胜思""喜胜忧""思胜恐"。愤怒和恐惧的关系还在于二者可以互相转换。恐惧是由于对事物的不确定性引起，而愤怒是当事物的结果确定之后对不确定性的原因责备引起的。因此，恐惧总是在愤怒之前。有人认为恐惧引起愤怒，也有人提出愤怒是第二位的情绪，它来自恐惧。如果细细想来，我们生活中所有的愤怒都可以找到之前的恐惧成分的。恐惧引起愤怒虽然没有人报道过，但也是可能的。例如，当几只狼围攻一头野牛，野牛开始逃跑（恐惧），当野牛没有地方跑时，就会掉头自卫变为攻击（愤怒）；或者，当野牛遇到更多的伙伴，几头野牛就会掉头与狼对峙。由于愤怒和恐惧的生理和行为反应类似，因此，愤怒和恐惧是很容易转换的。因此，愤怒和恐惧是一把剑的双刃，目的就是把自己和危险的不喜欢的事物分开。

六、正念功力之三——良好的人际关系

心理病的最大特点就是"忘我"，一切行为标准都是为了社会道德。正念的最终目的就是为了寻找"自我"。我们从小就培养"忘我"的境界，这种为了"忘我"而"忘我"是虚荣的，只有为了"自我"而"忘

我”的人才是真实的。每当采访英雄事迹的时候,国人擅于把他描绘成高不可攀的、不食人间烟火的英雄,他的话语常常是为了国家和集体的利益不受损害。而西方人就比较现实,我问一个外国朋友,公园失火你去不去救火?他说,当然去救火,因为如果不救火我以后就没有办法去玩了呀。实际上,外国人的“人不为己天诛地灭”和我们的爱国主义教育有异曲同工的效果。

七、正念人际修炼——处事老练

看了克林顿的《我的生活》,感受最深的就是他的人脉建立。好的人脉不仅可以使人走向成功,而且会影响人的心理健康。不要使自己与别人的关系经常处于紧张状态。威尔·罗杰曾经这样讲过:“我至今没有遇到一个我不喜欢的人。因为每见到一个人,我总是设法赶走使自己产生厌恶心态的情绪,寻找他身上让人喜欢的部分。”要努力寻找他人身上的优点,从宽容他人中获利的并非别人而是你自己。相反,如果你没有宽容的胸怀,不满、空虚、凄惨就会趁机而入,最终侵蚀你的肉体和心。

使用正念,关注自己,也尊重别人。“金无足赤,人无完人”“人非圣贤,孰能无过”。宋代文士袁采说过:“圣贤犹不能无过,况人非圣贤,安得每事尽善?”朋友与朋友在日常的交往中,不可避免地要出现或大或小的失误,这时不要动不动就横加指责,大声呵斥,而是要做到“乐道人之善”,多看到朋友的长处。

美国总统林肯以伟大的业绩和完美的人格获得了人们的衷心敬仰,他的许多事迹世代被人们传诵。但他在成长道路上也曾因为爱得罪人而经历了不少的坎坷。林肯年轻时,住在印第安纳州的一个小镇上,不仅专找别人的缺点,也爱写信嘲弄别人,且故意丢弃在路旁,让人拾起来看,这使得厌恶他的人越来越多。后来他到了春田市,当了律师,仍然不时在报上发表文章为难他的反对者。有一回做得太过分了，把自己逼入困境。1842年秋天，林肯嘲笑一位虚荣心很强又自大好斗的爱尔兰籍政治家杰姆士·休斯。他匿名写的讽刺文章在春田市报纸上公开以后，市民们引为笑谈，惹得一向好强的休斯大发雷霆，打听出作者的姓名后，立刻骑马赶到林肯的住处，要求决斗。林肯虽然不赞成，却也无法拒绝。身高手长的林肯选择了骑马用剑，请求陆军学校毕业的学生教授他剑法，以应付密西西比河沙滩的决斗。后来在双方监护人的排解下，决斗风波才告平息。这件事给林肯一个很深的教训，他认识到批评别人、斥责别人甚至诽谤别人是最愚蠢的人才会做的，而一个具有优秀品质并能克己的人，常常是扬弃恶意而使用爱心的人。林肯从此改变了自己对人刻薄的做法，以博大的胸怀赢得了民心，林肯的教训及成功是值得我们仔细体味的。

八、正念人际修炼二——忍字当头

《呻吟语》中说："目不容一尘，齿不空一齐，非我固有也。如何灵台内许多荆棒却自容得？"这话很有道理，对朋友和周围的人也应这样。要想这样，我们应怎样要求自己呢？

人与人交往必须先过一道忍耐关。忍什么？一是忍气，二是忍辱。气指气愤，辱指屈辱。气愤来自生活中的不公，屈辱产生于人格上的贬低。忍气是为了求安，凡事要想得开，看得远，正如俗话所言："忍得一时之气，免得百日之忧。"中国人讲究处世要能够忍气吞声，做人要学会忍辱负重。在中国人眼里，忍耐是一种成熟的涵养，更是一种以屈求伸的深谋远虑。

老子曰："大直若屈，大巧若拙，大辩若讷。"因此，身处逆境之时，应通晓时事，沉着待机，这才是智者的做法。"伏久者飞必高，开先者谢独早。"只有长久潜伏下来，才能成就大事，才能不鸣则已，一鸣惊人。如果迫不及待地感情用事，只能坠入万劫不复的深渊之中。懂得了这个道理,也就通晓了忍的功效。杜牧之《题乌江庙诗》对此可说很有见解:“胜负兵家不所期,包羞忍辱是男儿。江东子弟多豪俊,卷土重来未可知。”因此,大智者应知为何而忍,只要抱定这种信念,忍而后发,卷土重来未尝不可。

中国有句俗话:“大丈夫能屈能伸。”讲的便是大将韩信胯下受辱的故事。小不忍则乱大谋,为人切忌心高气傲。正是韩信的巨大忍耐力,使其功成名就。无论是民族还是个人,生存的时间越长,忍耐的功夫就越深。生活在世上,要成就一番事业,谁都难免经受一段忍辱负重的曲折历程。因此,忍辱几乎是有所作为的必然代价,能不能忍受则是伟人与凡人之间的区别。韩信受辱胯下,张良纳履桥端,皆英雄人物忍辱轶事。屈辱能令人发愤、催人奋进,是一种无形而巨大的向上动力。汉史学家司马迁说:“文王拘而演《周易》;屈原放逐,乃赋《离骚》;仲尼厄而作《春秋》;左丘失明,厥有《国语》;孙子膑脚,《兵法》修列;不韦迁蜀,世传《吕览》;韩非囚秦,作《说难》《孤愤》;《诗》三百篇,大底圣贤发愤之所为作也。”“小不忍则乱大谋”,司马迁也是因宫刑而后著《史记》。忍耐既可明哲保身,又能以屈求伸,因此凡是胸怀大志的人都应该学会忍耐。

能不能忍受也是常人和心理疾病患者之间的区别。“面子”所带来的虚荣心腐蚀了人的正常心理,破坏了人的健康情绪,它会使人变得怪僻而孤独。例如,有一位在某研究所工作的科研人员,由于自尊心过强,所以尽管年逾不惑,却仍然和同志们难以和睦相处。原因是他不管是在学术问题的讨论上,还是在工作方案的安排上,甚至就连日常琐事的看法和处理上,只要别人意见与自己不合,他就觉得面子受了损害,一点儿也不能容忍,立时发作起来,非要别人按自己的想法去办不可,否则就会不依不饶,甚至恶语相加。因为他觉得自己永远高人一筹,意见必然正确无误,否则就是丢了面子。正因为他的这种毛病，所以凡与他相处的人，无不敬而远之，避之犹如瘟疫。试想，一般人在这种环境下，如何能够忍受，可他自己却安之若素。

“吃亏人常在，能忍者自安”，是提倡忍耐的至理箴言。忍耐是人类适应自然选择和社会竞争的一种方式。大凡世上的无谓争端多起于芥末小事，一时不能忍，铸成大祸，不仅伤人，而且害己，此乃匹夫之勇。凡事能忍者，不是英雄，至少也是达士；而凡事不能忍者纵然有点儿愚勇，终归城府太浅。人有时大愚，小气不愿咽，大祸接踵来。人应该为自己的快乐而活着，切莫因别人的失礼而生气。谁都不愿被别人所左右，如动辄生怒，恰恰自陷于受别人左右的陷阱。这样你最易被人玩弄于股掌之上，“激将法”正是如此。忍耐并非懦弱，而是于从容之中冷嘲或蔑视对方。唐代高僧寒山问拾得和尚：“今有人侮我，冷笑我，藐视我，毁我伤我，嫌恶恨我，诡谲欺我，则奈何?”拾得答曰：“子但忍受之，依他让他，敬他避他，苦苦耐他，装聋作哑，漠然置之，冷眼观之，看他如何结局?”这种大智大勇的生活艺术，用老子的“不争而善胜，不言而善应”这句话来评论恰如其分。

忍耐作为处世艺术，具体运用的方式一般有两种：一种是压抑，另一种是遗忘。心理健康的人，能够比较自如地调节内在的心理防御机制，将生活中不快的负面事件及其引起的不良情绪或压抑到意识之下，或遗忘于意识之外。压抑与遗忘比较，遗忘更洒脱彻底。被迫的忍耐无疑有强行压抑的痛苦。人世间确有许多事是忍无可忍，连素来温厚的孔老夫子也曾尝“是可忍，孰不可忍”的苦味。是否可忍的关键并非在事情的本身，而在于你自己视它为多少分量。如果对生活中的睚眦怨气时时铭心刻骨、耿耿于怀，那么忍耐这一关就难以跨过去了。反之，对芥末小事皆能视而不见、过后即忘，则能“淡泊以明志，宁静以致远”。中国人以坚毅忍耐著称于世，崇奉“忍耐”是一种自我人格成熟完臻的体现。

九、正念人际修炼三——善良可以救命

李宗吾曾经引用这样一个故事让人追求善良。东汉时期，有一位名叫荀巨伯的人，一日得急信，说一位朋友得了重病。朋友远在千里之外，荀巨伯去看他时，赶了多日的路程。可是到了朋友所住的郡地时，却发现这里被胡人包围了，他只得潜入城里去看望朋友。朋友看到荀巨伯时非常高兴，但又忧虑地说:“谢谢你在这个时候还来看望我。现在城已被胡人包围了，看样子是守不住了。我是一个快死的人，城破不破，对我来说已无所谓了，可你没有必要留在这里，趁现在能想办法，你赶快走吧!”荀巨伯听后责备朋友说:“你这是说的什么话！朋友有福同享，有难同当，现在大难临头，你却要我扔下你不管，自己去逃命，我怎么能做这样不仁不义的事情呢?”胡人攻破城后，闯进朋友的院落，见到安坐的荀巨伯，大发威风说:“我们大军所到之处，所向披靡，你是何人，竟敢不望风而逃，难道想阻挡大军不成?”荀巨伯说:“你们误会了，我并不是这城里的人，到这里只是来看望一位住在这里的朋友。现在我的朋友病得很严重，危在旦夕，我不能因为你们来，就丢下朋友不管。你们如果要杀的话，就杀我吧！不要杀死我这位已痛苦不堪、无法自救的朋友。”胡人听了这样的话非常惊奇，半晌无语。过了好大一会儿，有一位头领看了看手中的大刀，说道:“看来，我们是一群根本不懂得道义的人了。我们怎么能在这个崇尚道义的国家里胡闯乱荡，为所欲为呢？走吧!”胡人竟因此而收兵，一郡得以保全。

中国人民公安大学的李玫槿教授专门研究犯罪心理学，她在《铿锵三人行》节目中说道:“善良可以救命。”列举的是黄勇杀人案，2001年9月至2003年11月期间，发生在河南省平舆县一起恶性连环杀人案件。2001年，黄勇将轧面条机机架改装成杀人机械，取名为“智能木马”。2001年9月至2003年11月，黄勇先后从网吧、录像厅、游

戏厅等娱乐场所，以资助上学、提高学习成绩、外出游玩和介绍工作为诱饵将青少年骗到自己家中，以其要想实现自己的愿望就必须经过“智能木马”测试为由，将其绑在木马上，然后用布条勒死。至案发时，黄勇总计杀死无辜青少年 17 人，轻伤 1 人。这个轻伤的小朋友是本案最后一名受害人，他特别善良，当时说：“我有父母，还有一个残疾的大伯。如果你的父母知道你被杀，他们也会难过的。”这番话竟然把黄勇给说哭了。因此，人要善良，宽恕自己、朋友和家人。老子在《道德经》第 49 章中说道：“善者，吾善之；不善者，吾亦善之，德善。信者，吾信之；不信者，吾亦信之，德信。”也就是说：“对于善良的人，我善待于他；对于不善良的人，我也善待他，这样就可以得到善良了，从而使人人向善。对于守信的人，我信任他；对不守信的人，我也信任他，这样可以得到诚信了，从而使人人守信。”

《菜根谭》中说：“不责人小过，不发人隐私，不念人旧恶！三者可以养德，亦可以远害。”正念训练的境界就是爱“我”然后爱人，“老吾老，以及人之老，幼吾幼，以及人之幼”，最后达到真心‘博爱’的境界！

王福顺

2021 年 5 月 1 日

附录一　整体身心调节法科研论文及专著

1.唐一源.探索大脑 优化人生[M].北京:科学出版社,2020.

2.TANG Y Y. Brain based learning and education: Principles and application[M]. Cambridge, MA:Academic Press, Elsevier,2017.

3.TANG Y Y. The Neuroscience of mindfulness meditation—How body and mind work together to change behavior? [M] London:Springer Nature,2017.

4.TANG Y Y, TANG R. The Neuroscience of meditation: Understanding individual differences [M]. Cambridge, MA: Academic Press, Elsevier,2020.

5.TANG Y Y. Neurobiological mechanism of a mindfulness-based Integrative Body-Mind Training intervention on depression.[C]// 52nd annual meeting of the society-for-psychophysiological-research,2012.

6.TANG Y Y, FAN Y, POSNER M I. Comparison of long-term physical exercise and meditation in an aging population[C]// 53rd annual meeting of the society-for-psychophysiological-research,2013.

7.BRUYA B, TANG Y Y. Is attention really effort? [J].

Frontiers in psychology, 2018, 9:1133.

8.DING X, TANG Y Y, TANG R, et al. Improving creativity performance by short-term meditation[J]. Behavioral & brain functions, 2014, 10(1):9.

9.DING X, TANG Y Y, CAO C, et al. Short-term meditation modulates brain activity of insight evoked with solution cue [J]. Social cognitive affective neuroscience, 2014,10(1):43-49.

10. DING X, TANG Y Y, DENG Y, et al. Mood and personality predict improvement in creativity due to meditation training[J]. Learning and individual differences, 2014,37:217-221.

11.DING X, WANG X, YANG Z, et al. Relationship between trait mindfulness and sleep quality in college students: A conditional process model [J]. Frontiers in psychology, 2020, 11:576319.

12.FAN Y, TANG Y Y, MA Y, et al. Mucosal immunity modulated by integrative meditation in a dose-dependent fashion[J]. Journal of alternative & complementary medicine, 2010, 16(2): 151-155.

13. FAN Y, TANG Y Y, POSNER M I. Cortisol level modulated by integrative meditation in a dose-dependent fashion[J]. Stress and health: Journal of the international society for the investigation of stress, 2014, 30(1):65-70.

14. FAN Y, TANG Y Y, TANG R, et al. Short term integrative meditation improves resting alpha activity and Stroop performance[J]. Applied psychophysiology and biofeedback, 2014, 39(3-4):213-217.

15.FAN Y, TANG Y Y, TANG R, et al. Time course of conflict processing modulated by brief meditation training [J]. Frontiers in psychology, 2015, 6: 911.

16.POSNER M I, ROTHBART M K, TANG Y Y. Enhancing attention through training [J]. Current opinion in behavioral Sciences, 2015,4:1-5.

17.POSNER M I, TANG Y Y, LYNCH G. Mechanisms of white matter change induced by meditation training[J]. Frontiers in psychology, 2014,5:1220.

18.TANG R, FRISTON K J, TANG Y Y. Brief mindfulness meditation induces grey matter changes in a brain hub[J]. Neural plasticity,2020:8830005.

19.TANG R, TANG Y Y. Brief mindfulness training alters causal brain connections in mild traumatic brain injury (mTBI)[J]. BMC neuroscience, 2015,16(Suppl 1): 247.

20.TANG R, TANG Y Y. Brief mindfulness training induces structural plasticity within brain hub[J]. BMC neuroscience, 2019, 20 (Suppl 1): 300.

21.TANG R, TANG Y Y. Mapping relaxation training using effective connectivity analysis [J]. BMC neuroscience, 2016, 17 (Suppl 1): 49.

22.TANG R, TANG Y Y. Short-term mindfulness meditation changes grey matter in insula [J]. BMC neuroscience, 2019, 20 (Suppl 1): 301.

23. TANG Y, YANG L, LEVE L D, et al. Improving executive function and its neurobiological mechanisms through a

mindfulness-based intervention: Advances within the field of developmental neuroscience[J]. Child development perspectives, 2012, 6(4):361-366.

24. TANG Y Y, SHAO H, TANG R. Brief meditation increases fiber wiring between striatum and corona radiata[J]. BMC neuroscience, 2014, 15(1 Supplement):1-2.

25. TANG Y Y, LU Q, FAN M, et al. Mechanisms of white matter changes induced by meditation. [J]. Proceedings of the national academy of sciences of the United States of America, 2012, 109(26):10570-10574.

26. TANG Y Y, POSNER M I. Attention training and attention state training[J]. Trends in cognitiveences, 2009, 13(5): 222-227.

27. TANG Y Y, ASKARI P, CHOI C. Brief mindfulness training increased glutamate metabolism in the anterior cingulate cortex[J]. NeuroReport, 2020,131:1142-1145.

28. TANG Y Y, BRUYA B. Mechanisms of mind-body interaction and optimal performance[J]. Frontiers in psychology, 2017,8:1.

29. TANG Y Y, DING X, TANG R. Short-term relaxation training improves self-compassion through brain networks related to attentional, cognitive and affective processing[J]. Psychophysiology, 2018, 55 (S1), 72.

30. TANG Y Y, FAN Y, LU Q, et al. Comparison of long-term physical exercise and meditation practice in an aging population[J]. Frontiers in psychology, 2020,11:358.

31.TANG Y Y, HOLZEL B K, POSNER M I, et al. Traits and states in mindfulness meditation[J]. Nature reviews neuroscience, 2016, 17(1):59.

32.TANG Y Y, HOLZEL B K, POSNER M I. The neuroscience of mindfulness meditation[J]. Nature reviews neuroscience, 2015, 16(4): 213-225.

33.TANG Y Y, JIANG C, TANG R. How mind-body practice works-integration or separation? [J] Frontiers in psychology, 2017, 8:6.

34. TANG Y Y, LEVE L D. A translational neuroscience perspective on mindfulness meditation as a prevention strategy[J]. Translational behavioral medicine, 2016,6(1):63-72.

35.TANG Y Y, LU Q, FENG H, et al. Short-term meditation increases blood flow in anterior cingulate cortex and insula[J]. Frontiers in psychology, 2015, 6:212.

36.TANG Y Y, LU Q, GENG X, et al. Short-term meditation induces white matter changes in the anterior cingulate [J]. Proceedings of the national academy of sciences of the United States of America, 2010, 107(35):15649-15652.

37. TANG Y Y, MA Y, WANG J, et al. Short-term meditation training improves attention and self-regulation [J]. Proceedings of the national academy of sciences, 2007, 104(43): 17152-17156.

38.TANG Y Y, POSNER M I, ROTHBART M K, et al. Circuitry of self-control and its role in reducing addiction [J]. Trends in cognitive sciences, 2015,19(8):439-444.

39.TANG Y Y, POSNER M I, ROTHBART M K.Meditation improves self-regulation over the life span[J]. Annals of the New York academy of sciences, 2014, 1307:104-111.

40.TANG Y Y, POSNER M I. Training brain networks and states[J]. Trends in cognitive sciences, 2014, 18 (7): 345-350.

41.TANG Y Y, POSNER M I.Special issue on mindfulness neuroscience[J]. Social cognitive & affective neuroscience, 2013 (1):1-3.

42.TANG Y Y, POSNER M I.Tools of the trade: Theory and method in mindfulness neuroscience[J]. Social cognitive & affect neuroscience, 2013(1):118-120.

43.TANG Y Y, ROTHBART M K, POSNER M I. Neural correlates of establishing, maintaining, and switching brain states [J]. Trends in cognitive sciences, 2012, 16(6):330-337.

44.TANG Y Y, TANG R, GROSS J J. Promoting emotional well-being through an evidence-based mindfulness training program [J]. Frontiers in human neuroscience, 2019, 13:237.

45.TANG Y Y, TANG R, JIANG C, et al. Short-term meditation intervention improves self-regulation and academic performance[J]. Journal of child and adolescent behaviour, 2014, 2:4.

46.TANG Y Y, TANG R, POSNER M I. Brief meditation training induces smoking reduction[J]. Proceedings of the national academy of sciences, 2013, 110(34):13971-13975.

47.TANG Y Y, TANG R, POSNER M I. Mindfulness meditation improves emotion regulation and reduces drug abuse[J].

Drug and alcohol dependence，2016,163：S13-8.

48.TANG Y Y，TANG R，POSNER M I. Short-term mindful meditation reduces addiction through the self-control network in the brain[J]. Journal of neuroimmune pharmacology，2015,10 (Suppl 1):13.

49.TANG Y Y，TANG R，Rothbart M K，et al. Frontal theta activity and white matter plasticity in animal and human [J]. Current opinions in psychology，2019，28:294-297.

50. TANG Y Y，TANG R. Gender differences in intrinsic oscillations of the resting brain following brief mindfulness intervention[J]. BMC neuroscience，2018，19 (Suppl 2)：201.

51. TANG Y Y，TANG R. Integrative body-mind training improves brain activity in self-control network and reduces depression[J]. Psychophysiology，2016,S3-2.

52.TANG Y Y，TANG R. Rethinking the future directions of mindfulness field[J]. Psychological inquiry，2015，26(4)：368-372.

53.TANG Y Y，TANG Y，TANG R. Brief mental training reorganizes large-scale networks [J]. Frontiers in systems neuroscience，2017，11:6.

54.TANG Y Y，WOOLLACOTT M H. The physiological and genetic influences of meditation and tai chi on mental，emotional，and movement regulation [J]. Frontiers in physiology，2020，11:581841.

55. TANG Y Y，XUE S. Short-term meditation increases hypnotizability and brain network efficiency[J]. Psychophysiology，2017，54 (Suppl 1)，23.

56.TANG Y Y, YINGHUA M, YAXIN F, et al. Central and autonomic nervous system interaction is altered by short-term meditation[J]. Proceedings of the national academy of sciences of the United States of America, 2009, 106(22):8865-8870.

57.TANG Y Y. Mechanism of Integrative Body-Mind Training [J]. Neuroscience bulletin, 2011, 27(6):383-388.

58.WEI G X, SI G Y, TANG Y Y. Brain-mind-body Practice and health[J]. Frontiers in psychology, 2017, 8:1886.

59. XIN X, DENG Y, DING X, TANG Y Y. Short-term meditation improves working memory performance through changing frontal-parietal network efficiency[J]. Psychophysiology, 2013,S152.

60.XUE S, TANG Y Y, POSNER M I. Short-term meditation increases network efficiency of the anterior cingulate cortex[J]. Neuroreport, 2011, 22(12):570-574.

61. XUE S, TANG Y Y, TANG R, et al. Short-term meditation induces changes in brain resting EEG theta networks[J]. Brain and cognition, 2014, 87:1-6.

附录二 《古少林真本:易筋洗髓经内功诠真》[①]·呼吸论

〔原文〕

呼吸与吐纳有异,呼吸是吸下呼上,吐纳是吐出纳入。吐纳可分清浊而不可合阴阳,呼吸可合阴阳并可分清浊。易筋洗髓功夫吐纳少,呼吸多。先吐纳,后呼吸。呼吸有顺有逆,顺以运一身清气,逆以合两仪清气。用法次第规模,译各图说及歌诀中。

〔译文〕

呼吸法与吐纳法是有区别的,呼吸是吸自于下呼自上,吐纳是吐为出纳为入。吐纳对于气来说可以分出清浊,如纳入的为清气,吐出的为浊气,但这一吐一纳不能合于阴阳。而呼吸可以合于阴阳分出清浊,如吸为升,升为升清气;呼为降,降为降浊气。

易筋洗髓的功夫中,吐纳少,因为它不合阴阳,呼吸多,重在调和阴阳。虽然吐纳不合阴阳,然而对入门也有作用,故而把吐纳法用在前面,把呼吸法放在后面。

呼吸法有顺呼吸和逆呼吸,顺呼吸可以运一身之清气,逆呼吸则合阴阳两仪的清气。

---

① 何欣委编著:《古少林真本:易筋洗髓经内功诠真》,人民体育出版社 2013 年版。

一、呼吸歌(总诀)

〔原文〕

一吸通关,一呼灌顶,一屈一伸,一浊一清。雷鸣地震,清浊攸分,一升一降,一阳一阴。上下顺逆,阴阳交生,河车搬动,辘轳时行。三百六五,运炼丹成。

〔译文〕

吸,可以使丹田气沿督脉上升而通关;呼,则可使浊气下降,脑部空虚,从而为督脉气上升灌顶创造了条件。吸为屈缩,呼为伸放,呼吸一直在做清升浊降的工作。

呼吸可使内气鼓荡起来,就像大自然发生的风雷,能把大地催震动摇。这种对身体的催震动摇,可以使体内清浊不分、阴阳不调的状态改变分布结构,恢复到阴阳清浊各而有序的状态中去。

呼吸的作用是不断的一升一降、一阴一阳,上为逆,下为顺,这种顺逆的方法会使阴阳交生。

丹道的呼吸法,就称为河车搬运法。周旋无间,就像井上转动的辘轳。自然中,地球绕太阳转一周是 365 天,为一个周期,它会年复一年地这样周转,体内元气也会沿任督二脉做这种 365 天似的周期运转。周天运行正常,叫作周天通,这种周天通的不断运炼,可以达到丹成境界。

注:“三百六五”之说,也可视为丹功在一定阶段层次,再经过一年 365 天效法自然的修炼,完成丹道的一种层次效应。

二、呼吸诀(次第)

〔原文〕

一呼水生,一吸火聚。再吸再呼,火腾水起。三度交关,坎离相济。吸七呼七,周而复始。二七十四,重复不已。三七二一,三复功毕。九九八一,纯阳至极。运行三百,六十五气。往来无穷,周天之纪。先吸后呼,达摩真谛。图曰呼吸,俗语如此。导引内功,呼吸第一。无多无少,不徐不疾。气不可凑,志不可移。亦不可馁,无过不及。出入不闻,定气调息。

〔译文〕

呼吸法的妙用是,呼为生水,吸为聚火。(注:水为精,火为神。生水即生精,聚火即聚神。)呼吸的连续运用,在于精要活,神要灵,这叫作火腾水起。

在功中,呼吸法一般要经过三次,方能达到坎离相济,即精神相济。每一次中,意识着重在吸上七次,然后着重在呼上七次。(注:所谓着重,只是观察而已,非为着意或督促呼吸。)这样,每一次就有七呼七吸共 14 次。说是次数,其实并没有间隔,是不断重复。这样做三次,就有三七二十一对阴阳呼吸。做够这三次的反复呼吸,方可收功。

日日坚持行功,会使身中浊阴渐消,纯阳渐长。当浊阴消尽的时候,就是纯阳圆满至极的时候。阳数最大者为九,纯阳至极乃是最大阳数相乘所致,故称九九八十一度数。

一年有 365 天,天天行功,一日合一日之身内周天,一年合一年自然周天,所以这周天之纪就是往来无穷。周天能往来无穷,不就能生生不息吗?

呼吸法是先用吸后用呼,这是达摩祖师呼吸法的真谛,不能错用。虽然图上说是呼吸,它的内含是调节阴阳,升清降浊,因为人们说呼吸容易懂,就用了呼吸这个说法。在引导内功中,调节呼吸是第一重要的。(注:这里强调呼吸法在导引内功中使用,十分得当,此是为一般初学者所设之法。若内药已产,一入功便可心肾相交,便无需导引,无须再用呼吸法也。)

呼吸法关键在顺其自然，一呼一吸，既不能多，也不能少，既不要慢，也不要快。人体本有呼吸的自然调控系统，只能顺应它，而不能为了凑够呼吸法规定的次数而加速。功夫的完成不是靠凑数，而是靠坚定不移的意志。

呼吸法固然是顺其自然，然而又不能撒手不管，如果撒手不管，那还要呼吸法做什么，那不过跟常人不练功的呼吸是一回事。那种做法只能是馁气，顺其自然就是既不能过多，也不能达不到目标。

呼吸法要循序渐进，先是外呼吸，比较短，比较粗，渐渐转入内呼吸，就渐渐长、渐渐细。最后，外不入，内不出，鼻孔无丝毫呼吸的感觉，这才达到了定气调息的目标境界。

注：呼吸之出入不闻状态，就是胎呼吸状态。胎呼吸状态境界有三大递进层次：第一层次，澎湃鼓荡；第二层次，细蕴润泽；第三层次，空明通彻。

三、又诀（三等）

〔原文〕

入手起功，漫用呼吸。未纳菁英，先吐浊积。一吐一纳，生新去余。行至坐身，乃用呼吸。学成之后，清浊分析。初势既毕，呼吸如式。恐有浊碍，酌量追逼。一图数图，多寡不拘。俟浊尽净，呼吸随及。纯清无浊，功起即起。

〔译文〕

凡是练初步的立身动功时，不要随便运用呼吸法。在这些功法中，虽名为呼吸，其实都是配合呼吸的吐纳法。前面“呼吸论”讲过，要“先吐纳，后呼吸”。因为初步练功的人，身内有浊气阻碍，菁英之气是无法进入的。故在未纳入菁英之气前，先吐积聚的浊气，然后再纳清新之气。这样一吐一纳，体内清新之气不断生长，而多余的浊气则不断排除。

当练功到坐功的阶段,才可以运用呼吸法。按照这个程序渐进修炼,到进行坐功时,体内运用呼吸法,清升浊降就较明显。当然,立身的动功和坐身的静功是相间为用的。

一般说,练完动功再练静功,就可用上述呼吸方法。不过,初步练动功,一个势子下来,浊气不一定能排完。故而在静功之初,也还可以加适当吐纳法,把浊气排尽。选择立身动功,可选一个连续做,也可以选择几个一个接一个做,总之要等浊气排尽,才可以行静功呼吸法。到体内没有浊气皆是纯清之气时,一入静功,内气的阴阳升降即刻就能出现。

注:要达到“纯清无浊,功起即起”的内气阴阳升降,是要经过一定阶段的动功静功修炼过程。而这个过程因人而异,没有准确的时间界定。

一般说,身体素质好,领悟能力强,能平心静气,消除杂念,就来得快,反之则来得慢。再者,内气升降循环是真实现象,而有些气功教人以意运气,常不免出现有意而无气的假循环空转周天。此须学者认真体悟,切莫误入歧途。

四、总结

第一,学会用鼻子呼吸,切忌用嘴呼吸。

第二,吸气时气向上走,呼气时气向下走。立势和坐势气上下垂直走,卧身势气水平走即吸气时向头部方向,呼气时向下身部,不要想象具体部位。

第三,气要细、慢、长、均匀。这是长呼吸,即定气和神势,是易筋洗髓最基本的呼吸方法,其他的呼吸方式都是从此演化而来,如定身势其他各种呼吸方法。长呼吸有别于深呼吸,深呼吸是瞬间吸满,长呼吸是慢慢吸满。

第四，长呼吸至少有两个作用，分别是增强肺活量和能让底气充沛。

第五，吸气时收腹，呼气时也收腹（可稍放松）。收腹有三个作用：一是收腹时腹部不向外起伏，可让气上下垂直走；二是收腹时能充分调度五脏六腑，提高各内脏器官的功能，调节消化系统和分泌系统；三是可以增强腹内压力，促进血液循环。

第六，呼吸时勿强用“意念”，只要注意呼吸就行了，但可稍用力。

第七，呼吸和吐纳相反。呼吸指的是内气，呼吸时吸气向上，呼气向下，吐纳指的是吸入外部的空气，吐纳时吸气向下，呼气向上，因为肺在下部，鼻在上部。

第八，吸气一口与呼气一口是保留古人的语言习惯。这里所说的呼吸不是说等某一动作做完后，停顿下来吸气一口，或呼气一口这。易筋洗髓中的呼吸是在做动作的同时进行的，即气势同时，或气势合一。

第九，在弯腰的动作中，牙关微微咬紧，同时呼吸大半闭着，只可很微细地用“鼻呼鼻吸”，功夫深了，就可以完全把气闭着。

第十，用鼻子呼吸，吸气向上、呼气向下，气息要慢、长、均匀。双手掌心重叠，大拇指向后，十指抱小圆，双臂抱大圆，肘向前夹，收腹，收腰，随着向上的力“端五脏六腑，让五脏六腑挪位”。

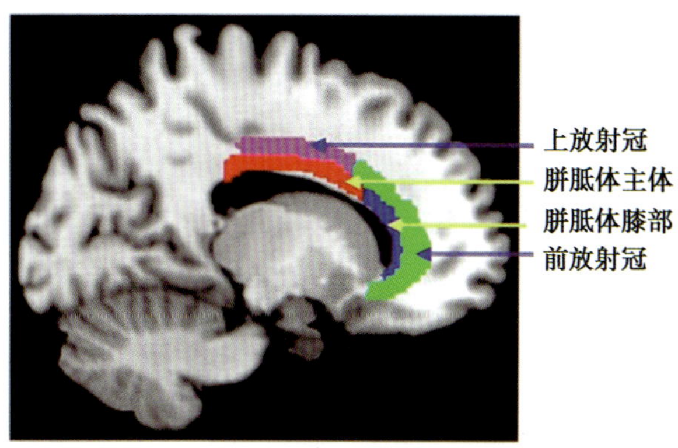

图 1　短时调节法训练改变大脑结构

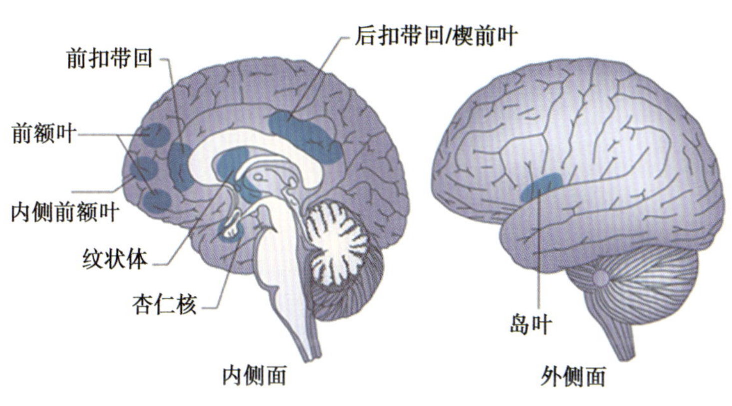

图 2　参与正念训练的主要大脑区域

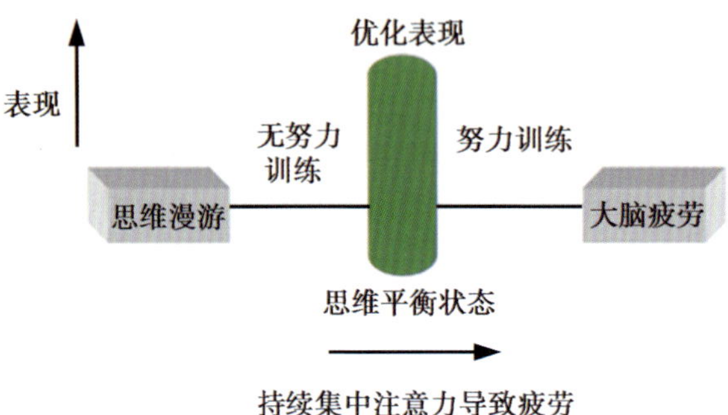

图 8　正念提高注意和表现